TERAPIAS
NATURALES
para
EL ENFISEMA
y la
ENFERMEDAD PULMONAR
OBSTRUCTIVA CRÓNICA

D1373478

Alivio y sanació.. ..
trastornos pulmonares crónicos

ROBERT J. GREEN JR., ND

Traducción por Ramón Soto

Inner Traditions en Español
Rochester, Vermont • Toronto, Canadá

Inner Traditions en Español
One Park Street
Rochester, Vermont 05767
www.InnerTraditions.com

Inner Traditions en Español es una división de Inner Traditions International

Título original de la edición de 2007: *Natural Therapies for Emphysema and COPD: Relief and Healing for Chronic Pulmonary Disorders,* publicado por Healing Arts Press, una división de Inner Traditions International

Nota al lector: El propósito de este libro es que sirva de guía informativa. Los remedios, métodos y técnicas aquí descritos tienen por objeto servir de complemento, no de sustituto, a la atención médica profesional. No deben utilizarse para tratar dolencias graves sin haber consultado antes a un profesional calificado de la salud.

ISBN 978-1-62055-555-2 (pbk.) — ISBN 978-1-62055-556-9 (e-book)

Impreso y encuadernado en Estados Unidos por Versa Press, Inc.

10 9 8 7 6 5 4 3 2 1

Diseño del texto por Rachel Goldenberg y diagramación por Priscilla Baker
Este libro ha sido compuesto con la tipografía Sabon, y su presentación con la tipografía Galaxie
Ilustraciones por Dan Woodward

TERAPIAS NATURALES
para
EL ENFISEMA
y la
ENFERMEDAD PULMONAR OBSTRUCTIVA CRÓNICA

"Un libro escrito para los médicos y los pacientes, donde se describen distintos enfoques terapéuticos que incluyen cambios en la alimentación y la forma de vivir, uso de suplementos nutricionales, medicina herbaria, además de métodos alternativos como el ejercicio físico y la homeopatía. Ofrece a médicos y pacientes un punto de partida para conocer, y quizás aplicar, métodos alternativos y no convencionales para el tratamiento de estas enfermedades".

REVISTA DE MEDICINA ORTOMOLECULAR

"Presenta un enfoque razonable sobre el tratamiento de esta enfermedad tan común, mediante la aplicación de terapias tradicionales y sabiduría convencional. El texto se basa firmemente en investigaciones científicas y en una amplia experiencia clínica, por lo que resulta inapreciable para médicos y pacientes".

KEN KOENIG, DOCTOR EN QUIROPRÁCTICA,
EX DIRECTOR EJECUTIVO DE LA JUNTA NACIONAL
DE EXAMINADORES HOMEOPÁTICOS DE ESTADOS UNIDOS
(NATIONAL BOARD OF HOMEOPATHIC EXAMINERS)
Y PRESIDENTE DE WISE WOMAN HERBALS

"Un libro bien escrito, con pruebas científicas sustanciales y precisas (…). Contiene una información muy útil para las personas que padecen de EPOC y sus familiares. También tengo la esperanza de que sea una gran fuente de información para los encargados de la atención médica".

ROBERT F. WATERS, DOCTOR EN CIENCIAS, PROFESOR DE
BIOQUÍMICA Y GENÉTICA EN LA FACULTAD
DE NATUROPATÍA DEL SUROESTE DE ESTADOS UNIDOS
(SOUTHWEST COLLEGE OF NATUROPATHIC MEDICINE)

A mi padre, Robert Green, cuya lucha personal contra el cáncer de laringe y la enfermedad pulmonar obstructiva crónica me inspiró a escribir este libro.

A mi esposa, Patricia, una mujer de virtudes indescriptibles, y a mis hijos, John, Zarah y Joseph. Ustedes son mi alegría.

A Francesco Caccavale y su esposa, sin cuyo apoyo nunca habría escrito este libro.

Y al Señor, de quien provienen todas las formas de sanación. Eres mi luz y mi verdad.

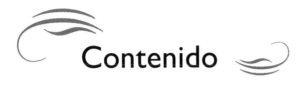

Contenido

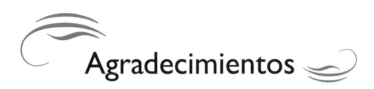

Agradecimientos

Quisiera expresar mi más sincero agradecimiento a todos los que me han enseñado y a los que han contribuido a que este manuscrito se hiciera realidad. Las personas enumeradas a continuación merecen mención especial, pues han hecho aportes inestimables a mi vida. En conjunto, me han enseñado a utilizar el pensamiento crítico y aplicar adecuadamente la razón para formular preguntas pertinentes. Su incansable dedicación a la enseñanza y a la excelencia académica será siempre el rasero que utilizaré para medir mi propio desempeño. Pero tal vez lo más importante sea que, gracias a su bondad y su gran humildad, ahora soy una mejor persona por haberlos conocido. Les agradezco eternamente todo lo que me han dado.

Doctor Robert F. Good
(In memoriam)

John Kotselas
Autor y conferenciante de teología

Doctor William Cheek
Profesor Emérito de Historia

Doctor Herbert Lebherz
Profesor Emérito de Bioquímica

Doctor Robert Waters
Profesor de Bioquímica

Doctora Sharon Satterfield
Especialista en Naturopatía

Henry Shatz
Profesor de Español

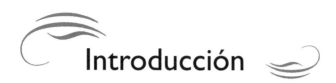

Introducción

La enfermedad pulmonar obstructiva crónica, conocida comúnmente por la sigla "EPOC", es un término que se utiliza para describir un grupo de enfermedades debilitantes que producen serios problemas respiratorios. En Estados Unidos, se calcula que unos 35 millones de personas padecen una forma u otra de EPOC, categoría en la que se incluyen el enfisema, la bronquitis crónica y otros problemas respiratorios graves. La EPOC es la cuarta causa de muerte en ese país, y se cobra unas 120.000 vidas al año. En 2004, los costos de atención de la EPOC en Estados Unidos superaron los 37.000 millones de dólares. El número de personas que padecen de EPOC en el mundo entero asciende a 293 millones.

La mayoría de los casos de enfisema y bronquitis crónica están relacionados con el consumo de cigarrillos, pero esas enfermedades también pueden derivarse de un trastorno genético o de la inhalación de sustancias tóxicas. Quienes viven con EPOC, o están encargados del cuidado de pacientes que tienen graves problemas respiratorios, conocen muy bien el alto precio que pagan esas personas en sus esfuerzos cotidianos por sobrevivir y desenvolverse en la vida. A pesar de las buenas intenciones, la medicina convencional aún resulta muy limitada en cuanto a sus soluciones para ayudar en el tratamiento de la EPOC. Los tratamientos convencionales de esta enfermedad consisten por lo general en el uso de medicamentos potentes para controlar la inflamación y mantener permeables las vías aéreas. Esos medicamentos pueden tener graves efectos secundarios y no frenan el avance de la enfermedad.

Existen alternativas al uso de fármacos potentes para tratar la EPOC y ese es el tema de este libro. La medicina natural (cambio de nutrición, suplementos dietéticos, hierbas medicinales y terapias físicas) puede aliviar los síntomas de EPOC y mejorar los problemas subyacentes que los producen. Tal vez lo mejor de todo sea que, al mejorar la salud de todo el organismo (no solo de los pulmones) los métodos sencillos que describo en este libro le permitirán alcanzar un mayor bienestar y calidad de vida durante muchos años.

Mi interés en ayudar a las personas que padecen de EPOC, y mi posterior apasionamiento por este tema, surgieron hace más de una década, cuando mi padre comenzó a manifestar síntomas de EPOC, enfermedad que ya se le había diagnosticado desde hacía muchos años. Al dedicarme a atenderlo e investigar con mucha mayor profundidad las alternativas a los tratamientos médicos convencionales, mis objetivos profesionales en relación con la medicina tomaron un nuevo cariz. Me di cuenta de que, si me concentraba en la medicina natural (que incluye la nutrición, los suplementos dietéticos y la sabiduría de los sistemas médicos tradicionales del mundo entero), podría hacer la mayor contribución para ayudar a las personas a mejorar su salud y calidad de vida. Me convencí de que la verdadera clave para hacer frente a las enfermedades crónicas consiste en adoptar los principios de la medicina natural y aplicar sus enfoques a la salud y a la vida.

No cabe duda de que la medicina moderna nos ha dado muchas tecnologías y medicamentos que salvan vidas. A veces los fármacos son necesarios para controlar determinados síntomas. Sin embargo, la integración de la terapia nutricional y natural en el plan de tratamiento de mi padre fue lo que más contribuyó a mejorar su salud. Él no recurrió a la medicina natural como parte del tratamiento de su EPOC hasta los sesenta y nueve años, pero a todas las personas involucradas en la atención de su salud, incluidos sus médicos convencionales, les quedó claro que fue la aplicación de métodos de naturopatía lo que le permitió sobrevivir y tener una calidad de vida mucho mayor, hasta que al fin descansó a la edad de ochenta y tres años.

Durante mis años de estudio e investigación he aprovechado por igual los métodos y filosofías de la medicina convencional y los remedios naturales. He disfrutado plenamente la búsqueda de soluciones de acertijos y la labor científica detectivesca inherente a la investigación, y eso me ha hecho valorar en mayor grado la base científica de la medicina natural. Al reflexionar sobre las investigaciones y los estudios que he realizado, me di cuenta de que, si escribía sobre los enfoques naturales aplicados a la salud, podría hacer llegar esa información a un número de personas mucho mayor del que hubiera alcanzado con mi práctica privada. Por eso he decidido que escribir acerca de esos enfoques naturales debe ser parte integrante de mi trayectoria profesional.

Soy partidario de que los conocimientos y la práctica relacionados con la nutrición y la naturopatía deberían ser accesibles no solo para los profesionales de la salud, sino para el público en general. Aunque una parte del material utilizado en este libro es de carácter técnico, he procurado por todos los medios explicarlo de una forma que cualquiera pueda entender. He añadido un glosario de términos poco conocidos y he incluido otras sugerencias de lectura en el apéndice 2.

La medicina natural no es una panacea ni una cura milagrosa para la EPOC y este libro no pretende ser una fuente exhaustiva de conocimiento sobre el sistema respiratorio, la EPOC y los tratamientos naturales contra la EPOC. No obstante, tengo la esperanza de que la información aquí reunida le ayude a comprender los procesos que conducen al desarrollo de la EPOC y la forma en que se pueden usar las terapias naturales para cambiar el curso de la enfermedad.

LOS PRINCIPIOS DE LA NATUROPATÍA

La medicina natural o naturopatía no es solo una forma de sanación, sino un estilo de vida. Significa que hay que estar en consonancia con una serie de principios que entrañan la búsqueda de equilibrio en la vida y el reconocimiento de que somos responsables de nuestra propia salud. Por lo general, el estilo de vida moderno en Estados Unidos va en contra de esos principios, pero si uno aprende a reducir la marcha y prestar atención al cuerpo, habrá dado el primer paso por el camino de mejorar la salud.

La naturopatía suele describirse como atención de salud "holística".

En este caso, el término *holístico,* derivado del vocablo inglés *whole* (que significa "todo" o "totalidad"), se refiere a sistemas de atención médica en los que no solo se tengan en cuenta los síntomas de determinada enfermedad, sino las necesidades de la persona en su conjunto. Así pues, la atención de salud holística busca mejorar la salud y el bienestar de la persona en su totalidad y satisfacer las necesidades individuales mediante cambios de la dieta y el estilo de vida, además de tratamientos específicos.

Mi especialización particular en esta esfera es la naturopatía tradicional, una vertiente de la atención de salud holística que hace hincapié en la modificación de la dieta y el uso de suplementos nutricionales, hierbas medicinales, trabajo corporal y otras formas de fisioterapia, así como la atención a las cuestiones emocionales y espirituales, además de los problemas físicos. Los especialistas en naturopatía tradicional son, ante todo, maestros que enseñan a sus clientes cómo mantener una vida sana y promover la salud por medios naturales no invasivos. La propia naturopatía constituye una filosofía y una manera de vivir. Como filosofía, afirma que deberíamos vivir lo más cercanos a la naturaleza que podamos, lo que significa consumir alimentos de fuentes naturales, beber agua pura, respirar aire fresco, disfrutar el calor del sol, hacer ejercicios físicos con regularidad de forma natural y obtener el descanso adecuado.

La esencia de todos los sistemas de medicina holística es la intención de promover la salud, no solo tratar o controlar las enfermedades. Los defensores de las prácticas de la medicina natural siempre han entendido que, cuando uno elimina las toxinas y proporciona al organismo lo que necesita para funcionar adecuadamente, las enfermedades y otros problemas físicos suelen desaparecer por sí solos. En 1997, los estadounidenses gastaron 27.000 millones de dólares en medicina alternativa, y en la mayoría de los casos asumieron personalmente ese costo, sin ayuda de los seguros médicos. Esto pone de relieve que los estadounidenses están dispuestos a buscar alternativas a la atención médica convencional, con su insistencia en el tratamiento de la enfermedad en lugar de la promoción del bienestar.

CÓMO UTILIZAR ESTE LIBRO

Escribí este libro para ofrecer orientación a las personas que realmente estén buscando ayuda y respuestas ante la EPOC desde el campo de la medicina natural y alternativa. Los cambios de alimentación y los remedios naturales aquí descritos se han concebido para utilizarlos en combinación. El cambio de la dieta es la base de todos los demás métodos terapéuticos.

Este libro no pretende ser una guía de autoayuda. La EPOC es una enfermedad grave y requiere el diagnóstico y la atención de un profesional de la salud. He escrito este libro ante todo para quienes ya hayan recibido el diagnóstico de EPOC y sus seres queridos, así como para cualquier otra persona que esté interesada en aprender a utilizar los principios de la medicina natural para mejorar los síntomas de EPOC y restablecer la salud. Si ya se le ha diagnosticado EPOC, le insto a buscar un profesional cualificado en medicina natural que pueda ayudarlo a aplicar las orientaciones aquí descritas. Cualquier médico que tenga formación en filosofías y métodos de tratamiento de medicina holística debería estar más que dispuesto a trabajar con usted en la aplicación de las técnicas y estrategias definidas en este libro. Si su médico actual no está dispuesto a trabajar con usted para incorporar los cambios de la dieta, los suplementos y las terapias físicas que recomiendo, vea en el apéndice 1 una lista de organizaciones que pueden ayudarlo a encontrar un profesional de la salud cualificado en el área donde vive.

La nutrición es la piedra angular de la sanación natural de la EPOC. Los resultados que usted obtenga con todos los demás métodos de terapia natural serán directamente proporcionales a su capacidad de aplicar los cambios de la dieta que recomiendo. A medida que se vaya adaptando a sus nuevas normas de alimentación y vea los progresos que obtiene en cuanto a la mejora de su condición médica, podrá comenzar a añadir hierbas medicinales y otros suplementos dietéticos a su programa. El ejercicio y otras terapias físicas son los elementos que completan este enfoque básico sobre la mejora de la salud. Al proporcionar estos elementos esenciales al organismo, no solo mejorarán sus síntomas sino que también proporcionará al organismo todos los elementos que necesita para sanarse. Esa es una de las premisas principales de la naturopatía (ayudar al organismo en sus intentos de sanarse).

Al crear un entorno interno óptimo por medio de la nutrición, las hierbas medicinales, los suplementos y el ejercicio, se permite que otras formas de la medicina natural como la homeopatía y la acupuntura le proporcionen el máximo beneficio. La naturopatía ofrece incontables maneras de atender los problemas de salud que enfrentan las personas que padecen de EPOC, desde la disnea (o falta de aliento) y la producción excesiva de moco bronquial, hasta las infecciones frecuentes y la falta de energía.

La lista que aparece a continuación describe los objetivos terapéuticos que la mayoría de los pacientes de EPOC quisieran poder lograr. Hay un sinnúmero de métodos nutricionales disponibles para atender esos problemas. A medida que comience a hacer cambios en su manera de comer y a introducir suplementos nutricionales, hierbas medicinales y ejercicios moderados en su estilo de vida, tenga presentes esos objetivos para que pueda monitorear su progreso en los aspectos que más le interesan.

Objetivos terapéuticos (no necesariamente en orden de prioridad):

- Reparar y sanar en la mayor medida posible el tejido dañado
- Aumentar la capacidad respiratoria, con un mayor flujo de aire a través de las vías respiratorias
- Controlar la producción de moco bronquial
- Controlar la inflamación
- Prevenir las infecciones y fortalecer la inmunidad
- Aumentar la vitalidad
- Aumentar la capacidad de hacer ejercicios y realizar esfuerzos
- Reducir en la mayor medida posible la dependencia de fármacos
- Mejorar el estado de salud en general

Los métodos de la naturopatía pueden ayudarlo a lograr todos esos objetivos, pero debe ser paciente y dar al organismo el tiempo que necesita para repararse. La sanación es un proceso que toma tiempo, por lo que no debe esperar resultados instantáneos. Todo dependerá en gran medida de su estado de salud cuando comience a aplicar las prácticas basadas en la naturopatía y de la seriedad con la que siga esas orientaciones de salud natural. Algunos comenzarán a notar mejoras al cabo de unas semanas o un mes y otros no notarán ningún cambio hasta un tiempo después. Como regla general, han de pasar entre uno y tres meses desde el momento en que comience a seguir estas orientaciones para comenzar a notar alguna mejora significativa de su afección.

Sobre la base de mi experiencia y mis investigaciones, confío en que, si sigue las estrategias descritas en este libro y trabaja con un proveedor cualificado de servicios de salud que le dé una orientación adecuada, podrá respirar con mayor facilidad, su salud general mejorará y estará bien encaminado a una mejor calidad de vida al cabo de unos pocos meses. Le deseo muchas bendiciones y mucho ánimo al comenzar el proceso de mejorar su salud.

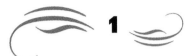

Anatomía y fisiología esenciales del sistema respiratorio

El sistema respiratorio es maravillosamente complejo y mantiene una de las funciones más vitales del organismo humano: la respiración. El bienestar de todo el organismo depende en sumo grado del funcionamiento adecuado de cada detalle de la respiración (el proceso en que el organismo recibe oxígeno, lo distribuye a las células de todo el cuerpo y libera dióxido de carbono como subproducto). El sistema respiratorio no solo tiene que operar de forma eficiente, sino que debe protegerse de los irritantes ambientales y las infecciones. El propósito principal de los pulmones consiste en facilitar el intercambio de oxígeno del aire que respiramos con el dióxido de carbono liberado por las células del organismo. La circulación sanguínea transporta oxígeno a las células del organismo y devuelve el dióxido de carbono a los pulmones para que estos lo expulsen. De ese modo, el corazón y el sistema circulatorio también desempeñan un papel decisivo en la respiración.

La respiración es un proceso dividido en cuatro fases. La primera consiste en respirar, y también recibe el nombre de ventilación pulmonar. Se divide a su vez en inspiración (inhalación) y espiración (exhalación) del aire. Esa función vital es controlada por unas estructuras cerebrales conocidas como bulbo raquídeo (médula oblonga) y pons (puente de

Varolio). Esas estructuras, situadas en el tallo cerebral, envían impulsos nerviosos que estimulan los músculos que controlan el proceso de respiración (los músculos torácicos y el diafragma). El control de la respiración por el sistema nervioso es un proceso predominantemente involuntario (automático), pero se puede controlar de forma voluntaria cuando sea necesario. Ese aspecto voluntario se hace notar sobre todo en la interrupción de la respiración, por ejemplo, al toser o al aguantar la respiración.

En la segunda fase de la respiración, conocida técnicamente como respiración pulmonar o externa, se produce un intercambio de oxígeno y dióxido de carbono entre los pulmones y la sangre. El oxígeno se transfiere de los pulmones a la sangre para ser distribuido a los tejidos de todo el organismo. Al mismo tiempo, el dióxido de carbono se elimina de la sangre para ser expulsado al espirar. La transferencia eficiente del oxígeno depende de la presencia de cantidades suficientes de hemoglobina en los glóbulos rojos, que tienen la función de transportar el oxígeno de los pulmones a los tejidos. Por eso las personas anémicas, cuyos niveles de hemoglobina son poco óptimos, tienen problemas adicionales que complican su situación con la EPOC.

La tercera fase de la respiración, que no tiene lugar en los pulmones, se denomina respiración interna (de los tejidos). Esta fase implica el intercambio de gases entre la sangre y los tejidos del organismo.

La cuarta y última fase, la respiración celular, ocurre dentro de las células del organismo. Mediante este proceso, el organismo utiliza el oxígeno que ha obtenido de la sangre para producir energía y sostener la actividad metabólica. Así, el organismo desecha dióxido de carbono.

ANATOMÍA GENERAL DE LOS PULMONES

Los pulmones son órganos elásticos, esponjosos, que se encuentran en la cavidad torácica. Los pulmones están protegidos por la parrilla costal.

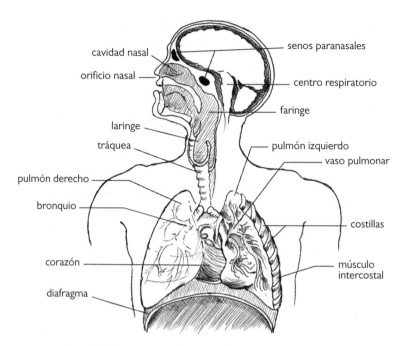

cavidad nasal

orificio nasal

laringe

tráquea

pulmón derecho

bronquio

corazón

diafragma

senos paranasales

centro respiratorio

faringe

pulmón izquierdo

vaso pulmonar

costillas

músculo intercostal

Fig. 1. El sistema respiratorio y las estructuras conexas.

Su parte superior llega un poco más arriba de la clavícula y su base, de forma levemente curva, encaja en el diafragma (la estructura muscular que se interpone entre las cavidades torácica y abdominal). El pulmón derecho es un poco más corto que el izquierdo para dejar el espacio necesario al hígado, que se encuentra justo por debajo del diafragma que lo separa del pulmón derecho.

Una membrana de dos capas, compuesta principalmente por tejido elástico (la membrana pleural), encierra y protege los pulmones dentro de la cavidad torácica. La membrana interior, denominada pleura visceral, reviste los pulmones propiamente dichos. La membrana exterior, o pleura parietal, se encuentra en contacto con la pared de la cavidad torácica. Una fina película líquida (denominada líquido pleural) ocupa el espacio entre las dos membranas para que sus superficies puedan deslizarse fácilmente una contra otra durante la inspiración y la espiración.

El pulmón derecho está compuesto por tres lóbulos y el izquierdo por dos. Además, el pulmón derecho se divide en diez secciones y el izquierdo se divide en nueve. Esas subdivisiones seccionales constituyen lo que se puede considerar como un mapa tridimensional que permite lograr una mayor precisión al referirse a puntos específicos dentro de los pulmones.

VÍAS POR DONDE PASA EL AIRE A TRAVÉS DEL SISTEMA RESPIRATORIO

El sistema respiratorio comienza en las fosas nasales, por donde el aire entra en la cavidad nasal y avanza hacia la nasofaringe (el conducto que conecta la nariz con la garganta). Al pasar por las estructuras de la cavidad nasal, el aire va siendo filtrado por los gruesos vellos nasales, mientras su nivel de temperatura y humedad aumenta gracias a la membrana mucosa, altamente vascularizada. De la nasofaringe, el aire sigue bajando por la orofaringe y la laringofaringe (la parte posterior de la boca y la garganta) hasta la laringe (la caja sonora) y la tráquea. Esta, a su vez, es un tubo compuesto por cartílagos que mide unos 10 cm a partir de la laringe. En ese punto, la tráquea se ramifica en dos túbulos bronquiales primarios. Esos túbulos (los bronquios primarios derecho e izquierdo) son las dos primeras ramificaciones principales del árbol bronquial.

Cuando los bronquios primarios entran en los pulmones, comienzan a ramificarse en bronquios secundarios o lobulares, que son más pequeños. Estos se dividen y se ramifican en bronquios terciarios, que también se dividen en tubos aun más pequeños denominados bronquiolos que, a su vez, siguen dividiéndose en ramificaciones más pequeñas. A la larga se convierten en diminutos bronquiolos terminales que luego se dividen en bronquiolos respiratorios. Estos al final terminan en agrupaciones de sacos aéreos que contienen alveolos individuales.

Los alveolos son diminutas cavidades que contienen aire y están al final de las vías respiratorias en los pulmones. Cada pulmón tiene aproximadamente 300 millones de alveolos, que esencialmente son una

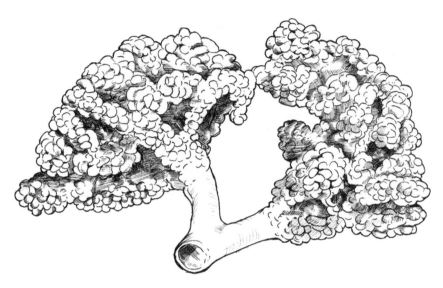

Fig. 2. Dos acinos, que muestran un bronquiolo terminal que se divide en dos bronquiolos respiratorios con los conductos alveolares y los alveolos.

burbuja de aire rodeada por una red de vasos capilares (vasos sanguíneos diminutos).

Los alveolos están conectados con los bronquiolos respiratorios mediante pasajes denominados conductos alveolares. Cuando dos o más alveolos comparten un conducto alveolar común, se denominan sacos alveolares.

Los bronquiolos terminales, junto con sus respectivos bronquiolos respiratorios y sacos alveolares, se conocen como lóbulos. Los bronquiolos respiratorios y sus sacos alveolares se conocen en su conjunto como acino. El acino es en esencia un lóbulo sin el bronquiolo terminal y es donde realmente tiene lugar el intercambio gaseoso en los pulmones. El acino se parece a un racimo de uvas, en el que el tallo principal que proviene de la vid sería el bronquiolo respiratorio, los tallos más pequeños serían los conductos alveolares, y las uvas propiamente dichas serían los alveolos.

Los alveolos están separados entre sí por membranas llamadas tabiques interalveolares (una matriz consistente en fibras de tejido conectivo y vasos capilares) y están interconectados por lo que se

CUADRO I.
ESTRUCTURAS POR DONDE PASA EL AIRE
A TRAVÉS DEL SISTEMA RESPIRATORIO

1. Cavidad nasal
2. Faringe (nasofaringe, orofaringe, laringofaringe)
3. Laringe
4. Tráquea
5. Bronquios primarios izquierdo y derecho
6. Bronquios secundarios (lobulares)
7. Bronquios terciarios
8. Bronquiolos
9. Bronquiolos terminales
10. Bronquiolos respiratorios
11. Conductos alveolares
12. Sacos alveolares
13. Alveolos individuales

Las estructuras de la 9 a la 13 constituyen un lóbulo. Las estructuras de la 10 a la 13 constituyen un acino (donde ocurre el intercambio gaseoso).

conoce como poros de Kohn. Dichos poros son, en esencia, agujeros que existen entre los alveolos, que permiten una ventilación total del acino. Es fundamental tener en cuenta que en realidad no queda ningún espacio libre entre los alveolos, pues siempre están rodeados por una matriz de fibras de tejido conectivo y vasos capilares (el tabique interalveolar).

SOPORTE ESTRUCTURAL
DEL SISTEMA RESPIRATORIO

Desde la tráquea hasta los bronquiolos, el tracto respiratorio se sostiene principalmente con anillos y placas de consistencia cartilaginosa (es decir, un tejido fuerte y elástico). Ese tipo de tejido desaparece en los bronquiolos propiamente dichos, que no se sostienen con cartílagos, sino que están rodeados de músculos lisos, lo que permite la fluctuación del tamaño del bronquiolo. Los bronquiolos también se caracterizan por la presencia de fibras elásticas que los rodean además de los músculos lisos.

LA IRRIGACIÓN SANGUÍNEA DE LOS PULMONES

En los pulmones hay dos sistemas independientes de circulación sanguínea: el pulmonar y el bronquial. El primero de ellos, el de circulación pulmonar, tiene que ver con la sangre que proviene del corazón y circula por los vasos sanguíneos pulmonares. Esa es la parte del sistema circulatorio que recoge el oxígeno de los pulmones, lo transporta a los tejidos de todo el organismo y devuelve la sangre a los pulmones después de que los tejidos le han extraído todo el oxígeno. Esa sangre contiene dióxido de carbono excretado por los tejidos como residuo del metabolismo.

A medida que la sangre rica en oxígeno procedente de los pulmones circula por todo el organismo, los tejidos se oxigenan según su necesidad. Por eso la sangre que regresa al corazón prácticamente no contiene oxígeno. El corazón envía esa sangre desoxigenada a los pulmones a través de la arteria pulmonar, que la hace llegar a los vasos capilares que rodean a los alveolos. Allí, en la interfaz entre los alveolos y los capilares, la sangre vuelve a cargarse de oxígeno. Después de atravesar los capilares alveolares, la sangre recién oxigenada vuelve a pasar por el corazón a través de la vena pulmonar y, al salir por la aorta (una arteria principal), comienza otro ciclo de transportar oxígeno a los tejidos del organismo. Al recibir esa nueva carga de oxígeno, los tejidos pueden realizar sus procesos metabólicos. El dióxido de carbono es uno de los residuos del metabolismo. Los tejidos lo arrojan al torrente sanguíneo, para que vuelva a los pulmones y sea expulsado del cuerpo.

Tal vez le hayan enseñado que las arterias son vasos sanguíneos que transportan sangre rica en oxígeno del corazón al resto del organismo y que las venas son vasos sanguíneos que devuelven al corazón la sangre carente de oxígeno procedente de los tejidos. Esa afirmación es más o menos correcta. Sin embargo, la definición de arteria o vena en realidad no se basa en el contenido de oxígeno de la sangre transportada por esos vasos, sino en la dirección de la circulación sanguínea hacia o desde el corazón. La arteria pulmonar, por ejemplo, transporta sangre desoxigenada desde el corazón. La vena pulmonar, que transporta sangre rica en oxígeno desde los capilares alveolares de los pulmones, se clasifica de todas formas como vena porque hace fluir la sangre hacia el corazón.

El segundo sistema de circulación sanguínea de los pulmones, la circulación bronquial, tiene que ver con la circulación de la sangre por los vasos sanguíneos que nutren el propio tejido pulmonar. Las arterias bronquiales reciben sangre oxigenada principalmente desde la aorta y la hacen llegar al tejido pulmonar (por ejemplo, a los bronquios y bronquiolos y los ganglios linfáticos bronquiales) a través de los vasos capilares adyacentes a las células de esos tejidos. Después que el tejido pulmonar toma el oxígeno que necesita de las arterias bronquiales, una parte de esa sangre, ya sin oxígeno, regresa al corazón a través de las venas bronquiales y otra parte, a través de las venas pulmonares.

REVESTIMIENTO DEL TRACTO RESPIRATORIO Y LOS ALVEOLOS

El tracto respiratorio está revestido por una membrana denominada epitelio respiratorio. El epitelio es uno de los cuatro tipos principales de tejidos del organismo. El epitelio reviste la piel, los órganos internos y las cavidades como los intestinos y las vías respiratorias. Las células epiteliales revisten el interior de los pulmones. La cavidad nasal, la nasofaringe y otras partes del sistema respiratorio (desde la laringe hasta los bronquiolos, sin incluir las cuerdas vocales) están revestidas por una membrana que contiene células epiteliales con muchas células caliciformes mucosecretoras. También hay muchas otras glándulas mucosecretoras por todas las paredes de la tráquea y los bronquios,

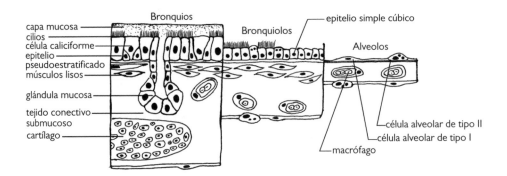

Fig. 3. Los cambios generales de la estructura del revestimiento del tracto respiratorio.

pero no de los bronquiolos. Esas células y glándulas contribuyen a "acondicionar" el aire inspirado para que el sistema respiratorio se mantenga limpio y libre de partículas.

La mucosidad húmeda segregada por dichas células y glándulas atrapa las sustancias extrañas. Al mismo tiempo, los cilios (vellosidades diminutas) del epitelio barren las partículas para que podamos tragarlas o expectorarlas. Ese es el mecanismo natural para mantener las vías respiratorias. La secreción mucosa aporta el agua necesaria para humedecer el aire respirado y los abundantes vasos sanguíneos subyacentes aportan la energía necesaria para calentarlo. Estos procesos se desarrollan simultáneamente a fin de garantizar que el aire que viaja por el tracto respiratorio no solo tenga la temperatura corporal, sino que sea lo más limpio posible y esté completamente humectado.

A partir de los bronquiolos, las ramificaciones de los pulmones se vuelven muy numerosas y la naturaleza de las células que revisten el tracto respiratorio comienza a cambiar gradualmente. Una vez que llegamos a los bronquiolos terminales, las células que revisten el tracto respiratorio no segregan más mucosidad y tampoco tienen cilios, sino que un tipo de células del sistema inmunológico, conocidas como macrófagos, asumen la responsabilidad de eliminar las partículas extrañas inhaladas. En lugar de atrapar esas partículas y barrerlas como hacen los cilios, los macrófagos las envuelven y las digieren. A medida que los bronquiolos terminales van convirtiéndose en bronquiolos respiratorios, las células que revisten el tracto respiratorio vuelven a cambiar a un tipo de célula conocida como epitelio escamoso, las mismas que revisten la pared alveolar.

Las paredes de los alveolos están compuestas por una sola capa celular y se encuentran justo al lado de los vasos capilares, que también están formados por una sola capa de células. La pared alveolar contiene sus propios macrófagos, que se encargan de eliminar las partículas de polvo y otros desechos de los alveolos. Dado que la superficie interior de los alveolos está húmeda y entra en contacto directo con el aire (gas), la superficie acuosa de la pared alveolar interior constantemente intenta contraerse, de modo muy similar a la forma en que el agua se mantiene sobre el borde de un vaso que está a punto de desbordarse. Esa fuerza de contracción que exhibe la superficie acuosa interna de los alveolos hace que exista una tensión superficial natural en el punto de interfaz entre el líquido y el gas de la pared alveolar interior. De hecho, esa tensión obliga indirectamente al aire a salir por los bronquiolos, lo que contribuye al colapso de los alveolos. A fin de compensar ese fenómeno, determinadas células alveolares segregan un fluido que contiene una sustancia surfactante que reduce la tensión superficial de la barrera entre el líquido y el gas e impide que los alveolos colapsen al producirse la espiración.

INTERCAMBIO GASEOSO EN LOS ALVEOLOS

El intercambio adecuado y el transporte eficiente de oxígeno y dióxido de carbono son decisivos para satisfacer las exigencias celulares inmediatas de la vida. De una forma u otra, el enfisema, la bronquitis crónica, la bronquiectasia y las complicaciones de las infecciones y la neumonía obstruyen las vías respiratorias y reducen la eficacia del intercambio gaseoso. Muchos de los problemas vinculados con el enfisema se producen en la parte de los pulmones donde en realidad tiene lugar el intercambio gaseoso (el acino). Dado que las obstrucciones de las vías respiratorias

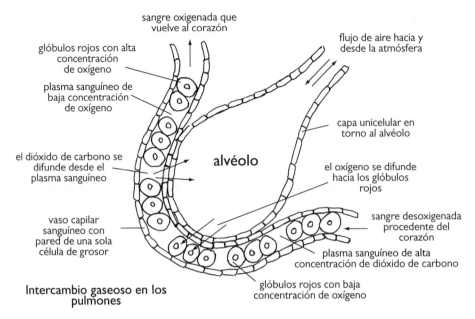

sangre oxigenada que vuelve al corazón

flujo de aire hacia y desde la atmósfera

glóbulos rojos con alta concentración de oxígeno

plasma sanguíneo de baja concentración de oxígeno

capa unicelular en torno al alvéolo

el dióxido de carbono se difunde desde el plasma sanguíneo

alvéolo

el oxígeno se difunde hacia los glóbulos rojos

vaso capilar sanguíneo con pared de una sola célula de grosor

sangre desoxigenada procedente del corazón

plasma sanguíneo de alta concentración de dióxido de carbono

Intercambio gaseoso en los pulmones

glóbulos rojos con baja concentración de oxígeno

Fig. 4. Intercambio de oxígeno y dióxido de carbono entre el alvéolo (espacio hueco) y el vaso capilar que lo rodea.

que son características de la EPOC entorpecen el intercambio gaseoso, la tarea de mantener permeable la vía respiratoria, con un mínimo de obstrucción, es de importancia primordial.

El intercambio de oxígeno y dióxido de carbono tiene lugar a través de las paredes de los alveolos y de los vasos capilares. El movimiento efectivo de oxígeno y dióxido de carbono de un lado a otro de esas membranas se logra mediante un proceso que recibe el nombre de difusión. En este caso, la difusión se refiere al movimiento de moléculas de un área de mayor concentración de ese tipo de moléculas a otra área de menor concentración. Dicho en términos sencillos, eso significa que los gases tienden a moverse desde donde están más concentrados a donde están menos concentrados. Un ejemplo clásico de este fenómeno es cuando rociamos una sustancia ambientadora en una habitación. Cuando apretamos el nebulizador, el área inmediatamente contigua a la lata tiene una densa concentración de moléculas de ambientador y ahí es donde más intensa resulta la fragancia. No obstante, al cabo de un rato será posible sentir la fragancia en el otro extremo del salón. Eso se debe a que las moléculas de ambientador se difunden por toda la habitación hacia las áreas de menor concentración.

En los pulmones, la concentración de oxígeno y dióxido de carbono se mide en términos de *presiones parciales*. La presión parcial de un gas no es más que la forma de medir su concentración en el aire o en un líquido. Los gases siempre se expanden hasta llenar el espacio que los contiene, sea una habitación o un alvéolo microscópico. Además, siempre se difunden desde las áreas de mayor concentración o presión hasta las de menor concentración o presión. La presión parcial de oxígeno en los pulmones es mucho más elevada que la presión parcial de oxígeno en la sangre que pasa por los capilares alveolares.

Cuando la sangre regresa a los pulmones por los capilares alveolares después de haber circulado por todo el organismo, contiene muy poco oxígeno. Al ser tan baja la concentración de oxígeno en la sangre de los capilares alveolares, existe un gradiente de presión entre la alta concentración de oxígeno en los alveolos y la baja concentración de oxígeno en la sangre. A partir de ese gradiente de presión, el oxígeno se difunde desde los alveolos pulmonares (el área de mayor concentración o presión parcial) hasta la sangre (el área de menor concentración o presión parcial).

Sucede exactamente lo contrario con el dióxido de carbono (CO_2). El dióxido de carbono, residuo del metabolismo celular, se difunde constantemente desde las células hacia el torrente sanguíneo. Eso significa que la concentración de dióxido de carbono en los capilares alveolares es mayor que en los pulmones y, por lo tanto, el gradiente de concentración o presión de dióxido de carbono va en la dirección opuesta a la del oxígeno. Como su concentración es mayor en la sangre, el dióxido de carbono se difunde desde los capilares alveolares (el área de mayor concentración de dióxido de carbono) hasta los alveolos pulmonares (el área de menor concentración de dióxido de carbono), desde donde es exhalado posteriormente.

Hay muchos mecanismos sofisticados que monitorean y controlan muy de cerca cada detalle del intercambio de gases entre los pulmones

CUADRO 2.
RELACIÓN ENTRE LA PRESIÓN PARCIAL
Y LA DIRECCIÓN DE LA CORRIENTE DE GAS

Gas	Presión parcial (en mmHg)		Dirección de la corriente de gas
	En los pulmones (alveolos)	En la sangre desoxigenada (capilares alveolares, del lado arterial)	
Oxígeno	105	40	De los pulmones a la sangre
Dióxido de carbono	40	45	De la sangre a los pulmones

y la sangre. La inmensa mayoría (el 98 por ciento) del oxígeno que se difunde a la sangre se transporta unido a la hemoglobina, con alto contenido de hierro, de los glóbulos rojos. La propia unión del oxígeno a la hemoglobina y su ulterior transporte a los tejidos es un proceso muy complejo que tiene lugar bajo una estricta regulación. Si bien cierta proporción del dióxido de carbono también es transportada por la hemoglobina (aproximadamente el veintitrés por ciento), en su mayor parte se transporta en forma de bicarbonato. El bicarbonato (HCO_3^-) es la sustancia que se forma cuando el dióxido de carbono reacciona con el agua y esto también constituye un proceso muy controlado que mantiene la concentración adecuada de dióxido de carbono en la sangre.

$$CO_2 + H_2O \leftrightarrows H^+ + HCO_3^-$$

EL MECANISMO DE
LA RESPIRACIÓN Y EL CONTROL
DE LA RESPIRACIÓN

La respiración (que también recibe el nombre de ventilación pulmonar) se logra mediante la acción de varios grupos musculares. Estos son estimulados por los impulsos nerviosos que emanan desde el centro respiratorio en lo profundo del cerebro, en el bulbo raquídeo y el puente de Varolio. Los músculos principales que participan en la inspiración (inhalación) son el diafragma, estimulado por el nervio frénico y los intercostales externos (los músculos que se encuentran entre las costillas), que a su vez son estimulados por los nervios intercostales. Otros músculos utilizados en la inspiración son el esternocleidomastoideo y los escalenos, ambos en el cuello.

Como ya se ha explicado, el control de la respiración por el sistema nervioso es predominantemente un proceso involuntario (automático), pero se puede controlar de forma voluntaria cuando sea necesario. En general, la regulación de la respiración depende de sistemas de reflejos neurales y químicos que tienen por objeto mantener el equilibrio adecuado entre la entrega de oxígeno y la eliminación de dióxido de carbono de los tejidos del organismo.

El centro respiratorio del tronco encefálico se divide en tres áreas. La principal, denominada área de ritmicidad medular, está situada en el bulbo raquídeo. Las neuronas de esa parte del cerebro establecen el ritmo automático básico de la respiración y generan espontáneamente impulsos nerviosos que activan la inspiración. Dichos impulsos nerviosos recorren el nervio frénico hasta el diafragma y de los nervios intercostales hasta los músculos intercostales externos para hacerlos contraerse y producir la inspiración. La contracción del diafragma y los músculos intercostales externos hace que la cavidad torácica aumente de tamaño y, de esa manera, crea un diferencial de presión entre la cavidad torácica y la presión atmosférica exterior, que es mayor, de modo que los pulmones se llenan de aire. Recordemos que los gases fluyen desde las áreas de mayor a las de menor presión.

La regulación del sistema nervioso limita la contracción del diafragma y de los músculos intercostales externos a no más de un par de segundos, y luego produce su relajación hasta el ciclo siguiente. Al estar llenos de aire los pulmones y reducida la cavidad torácica debido a la relajación de los músculos utilizados en la inspiración, se crea una situación en que la presión dentro de los pulmones es mayor (es decir, lo contrario de lo anterior). Debido a que el diferencial de presión se revierte, tiene lugar la espiración (en otras palabras, el aire sale de los pulmones). En condiciones de reposo, la espiración es pasiva, al no estar involucrada ninguna contracción muscular. La espiración se logra mediante el retroceso elástico de los pulmones y de la pared torácica. Cuando la respiración es trabajosa, intervienen también otros músculos del tórax y el abdomen para obligar al aire a salir.

Hay varios otros mecanismos de coordinación que el organismo utiliza para aumentar o reducir el ritmo de la respiración. Los cambios del pH o el aumento de los niveles de dióxido de carbono en la sangre, la temperatura corporal elevada, o el dolor intenso y repentino envían señales al centro respiratorio, donde se ajusta la frecuencia respiratoria en función de las necesidades del organismo en ese momento.

Inervación de los pulmones

La respiración está regulada por el sistema nervioso autónomo (SNA), que controla las funciones involuntarias del organismo (como la actividad del miocardio, los músculos lisos y las glándulas). Los nervios del SNA están compuestos por fibras nerviosas simpáticas y parasimpáticas. Las fibras simpáticas suelen estar asociadas con la respuesta de "luchar o huir". Generalmente tienen un efecto de estimulación de los órganos y sistemas del cuerpo y son responsables de la actividad sensorial rápida y del movimiento. Las fibras parasimpáticas suelen estar asociadas con la respuesta de "descansar y digerir" y generalmente tienen sobre el organismo un efecto de relajación. Los impulsos motores parasimpáticos del SNA producen broncoconstricción de los músculos lisos (estrechamiento de los bronquios o los bronquiolos) y vasodilatación (ensanchamiento de los vasos sanguíneos) y promueven la secreción de las glándulas del árbol bronquial. Los impulsos motores simpáticos del SNA producen la broncodilatación de los músculos lisos (ensanchamiento de los bronquios o los bronquiolos) y vasoconstricción (estrechamiento de los vasos sanguíneos) e inhiben la secreción glandular.

El sistema respiratorio es un sistema maravillosamente complejo que mantiene una de las funciones más vitales del organismo humano. Aunque parte de la información de este capítulo es de carácter muy técnico, no es necesario que el lector entienda todos esos detalles para proceder a mejorar su salud con la medicina natural. En todo caso, tener ciertos conocimientos básicos sobre la estructura y función del sistema respiratorio puede ser útil en capítulos posteriores, donde aprenderá sobre las distintas formas de EPOC. También puede contribuir a que comprenda con mayor claridad los rasgos particulares de su caso individual y cómo y por qué se pueden emplear métodos naturales y alternativos para ayudarlo a superar su situación.

2
Para entender la EPOC y el enfisema

La enfermedad pulmonar obstructiva crónica, conocida comúnmente por la sigla "EPOC", se refiere a un amplio conjunto de problemas del sistema respiratorio, que suelen ser complejos y a menudo se combinan entre sí. El término EPOC abarca la bronquitis crónica, el enfisema y otros graves problemas respiratorios, incluida la bronquiectasia (dilatación y distorsión irreversibles de los bronquios y bronquiolos). Desde el punto de vista técnico, el asma también entra en la categoría de EPOC, pero el término suele utilizarse en referencia al enfisema o la bronquitis crónica.

Un factor que tienen en común todas estas afecciones es que son crónicas, lo que significa que se han desarrollado lentamente y han persistido durante mucho tiempo. Además, casi todos los casos de EPOC afectan a personas que han pasado veinte años o más fumando por lo menos una caja de cigarrillos al día. Hay excepciones a esta regla general, y casi siempre se refieren a casos poco comunes de personas que tienen una afección genética (o sea, hereditaria) que se conoce como deficiencia de alfa-1 antitripsina. También pueden manifestar síntomas de EPOC las personas que hayan experimentado una exposición continua y prolongada a sustancias nocivas. Por lo común, ese es el caso de quienes han trabajado en fábricas de productos químicos, extracción de carbón y otros tipos de ocupaciones en las que haya una exposición continua a alguna sustancia irritante del sistema respiratorio. Pero lo cierto es que la inmensa mayoría de los casos de EPOC son resultado de un historial de consumo de cigarrillos.

La bronquitis crónica y el enfisema ocasionan problemas similares con la respiración y, por lo general, hay elementos de ambas enfermedades que están presentes en diverso grado en los pacientes de EPOC. En muchos casos, las personas tienen síntomas de ambos trastornos debido al consumo de cigarrillos, una característica común de esos pacientes.

La EPOC afecta gravemente no solo a los pulmones, sino a muchos otros órganos y sistemas esenciales del cuerpo, como el corazón, el sistema circulatorio y el hígado. El *cor pulmonale* (o corazón pulmonar, que consiste en un agrandamiento anormal del ventrículo derecho del corazón) suele ocurrir en casos de bronquitis crónica y también se ve en el enfisema avanzado. El hígado, principal órgano de desintoxicación del cuerpo humano, puede no dar abasto con el procesamiento de las toxinas contenidas en el humo del cigarrillo y los fármacos.

El avance de la EPOC es gradual. Lo típico es que la enfermedad comience a partir de los cuarenta años, después de un largo historial de consumo de cigarrillos. El enfisema y la bronquitis crónica tienen varias señales y síntomas en común, por ejemplo, la dificultad para respirar (disnea), la obstrucción crónica del flujo de aire a través de los pulmones y la reducción de la capacidad de expeler el aire de los pulmones. El enfisema afecta al acino (la parte de los pulmones donde se produce el intercambio gaseoso), mientras que la bronquitis crónica afecta a los bronquios y bronquiolos.

SÍNTOMAS DE LA EPOC

El enfisema y otros tipos de EPOC tienen varias similitudes en cuanto a sus síntomas primarios. Debe consultar a su médico si experimenta cualquiera de los síntomas enumerados a continuación. Los síntomas principales de la EPOC también podrían indicar algún otro tipo de problema, por lo que es importante obtener un diagnóstico adecuado.

Dificultad para respirar

La falta de aire, o disnea, puede darse como resultado del esfuerzo, pero también puede ocurrir cuando la persona está en reposo. En la EPOC, la disnea sobreviene comúnmente como resultado de la disminución de la elasticidad de los pulmones.

Tos

La tos es un reflejo protector normal que puede ser ocasionado por varios factores, como la irritación mecánica o química o determinados factores inflamatorios. La tos es el síntoma más común de la enfermedad respiratoria y una importante señal de bronquitis crónica. La tos sin causa aparente, si dura más de dos o tres semanas, requiere definitivamente una visita al médico.

Exceso de secreción mucosa

La secreción mucosa excesiva (también conocida como esputo) que aumenta gradualmente con el paso de los años es un rasgo distintivo de la bronquitis crónica y la bronquiectasia. El esputo amarillo indica la presencia de infección. El esputo verde, que sugiere la presencia de pus acumulado y puede tener mal olor, se asocia comúnmente con la bronquiectasia.

Tos con sangre

La tos con sangre del tracto respiratorio (hemoptisis) puede indicar problemas muy graves. Algunas de sus causas pueden ser la neumonía, la bronquiectasia, la tuberculosis y el cáncer pulmonar. Si tiene sangre en el esputo, consulte de inmediato a su médico.

Dolor en el pecho

El dolor en el pecho puede tener una infinidad de causas pero, cuando está relacionado con enfermedades respiratorias, suele deberse a la inflamación de la pleura parietal (una de las membranas que revisten las paredes de la cavidad torácica). En todo caso, el dolor en el pecho siempre deberá ser evaluado por un médico.

Cianosis

La cianosis describe una afección en que la piel y las membranas mucosas (sobre todo de la cara, los labios y los lóbulos de las orejas) asumen una tonalidad azulada porque no hay suficiente oxígeno en la sangre.

Dedos en palillos de tambor

Los dedos en palillos de tambor (o acropaquia) son un fenómeno en que las puntas de los dedos se agrandan levemente y toman forma de palillo de tambor. Aún no se conoce la causa de la acropaquia, pero sí se ha establecido con claridad que alrededor del setenta y cinco por ciento de los casos de dedos en palillos de tambor están relacionados con enfermedades respiratorias, aunque no necesariamente con la EPOC.

EL PAPEL DE LA INFLAMACIÓN EN LA EPOC

La inflamación (caracterizada por el agrupamiento de glóbulos blancos en la zona afectada) forma parte de la respuesta normal del sistema inmunológico para proteger al organismo frente a lesiones e infecciones.

La inflamación puede ser aguda (es decir, que ocurre inmediatamente en respuesta a una infección o lesión) o crónica (es decir, prolongada o habitual). La inflamación crónica (prolongada) es un componente importante de la bronquitis crónica y la bronquiectasia, y también puede estar relacionada con el enfisema.

Una reacción inflamatoria aguda es la señal de la respuesta inicial del sistema inmunológico ante una infección o un agente tóxico que invaden el organismo. Cuando este recibe tal agresión, el sistema inmunológico pide ayuda a los glóbulos blancos o leucocitos para proteger el tejido afectado. En condiciones normales, nuestro organismo es capaz de combatir al agente invasor y hacer que el tejido sane, con lo que cesa la respuesta inflamatoria aguda y los glóbulos blancos se reabsorben. Sin embargo, si la agresión persiste, o si surge algún problema con el proceso de sanación, la respuesta inflamatoria no se detiene. Los glóbulos blancos mantienen su presencia en el tejido afectado y la inflamación aguda termina por hacerse crónica.

En el proceso inflamatorio participan varios tipos de glóbulos blancos, además de muchas otras moléculas que actúan como mediadoras (mensajeras). Una molécula mensajera es un compuesto que permite a las células comunicarse entre sí. Esta comunicación puede ocurrir de diversas formas en distintas partes del organismo. Algunas células liberan moléculas mensajeras que deben recorrer cierta distancia en el torrente sanguíneo para poder llegar a las células diana. Otras producen moléculas mensajeras que no entran en el torrente sanguíneo, sino que tienen su efecto a nivel local, sobre las células más cercanas a ellas.

Algunos de los principales leucocitos que participan en el proceso inflamatorio asociado con la EPOC son los linfocitos, los eosinófilos, los macrófagos y los neutrófilos. Algunas de las clases principales de moléculas mediadoras que funcionan como mensajeros entre esas células son los eicosanoides, las citoquinas y las quimioquinas.

Los eicosanoides son uno de los grupos principales de moléculas mensajeras de efecto local. Son importantes para regular la respuesta inflamatoria y la coagulación sanguínea, la vasoconstricción (estrechamiento de las venas), la vasodilatación (expansión de las venas) y la broncoconstricción (estrechamiento de los bronquiolos). El grupo de los eicosanoides consiste en moléculas mensajeras denominadas leucotrienos, prostaglandinas, prostaciclinas y tromboxanos.

Un grupo de leucotrienos, los de la serie 4, desempeña un papel particularmente importante en la EPOC. El leucotrieno B_4 (LTB_4) contribuye a la inflamación crónica de las paredes de los bronquios y bronquiolos. Ese eicosanoide proinflamatorio envía mensajes químicos para atraer leucocitos a las paredes bronquiales, lo que perpetúa el ciclo de la inflamación crónica. Varios otros leucotrienos de la serie 4 (LTC_4, LTD_4 y LTE_4) también resultan problemáticos para las personas que padecen de EPOC. Esos leucotrienos inducen la contracción de los músculos lisos en los pulmones, lo que produce broncoconstricción.

El organismo genera esos leucotrienos de la serie 4 valiéndose de un precursor (molécula esencial) conocido como ácido araquidónico. Hay dos maneras de obtener el ácido araquidónico. La mayor parte del suministro de ácido araquidónico del organismo proviene de los alimentos, sobre todo los de origen animal, como las carnes rojas y los productos lácteos. El organismo también crea ácido araquidónico a partir de una reacción bioquímica en la que el ácido linoleico (un ácido graso esencial de la serie omega 6 que se encuentra en la membrana celular) se convierte en ácido araquidónico.

El ácido araquidónico es un ácido graso esencial poliinsaturado de la serie omega 6 que está presente en las membranas celulares del organismo, sobre todo en el cerebro. Además de ser un componente estructural de las membranas celulares, es precursor de la producción de eicosanoides mediante una complicada serie de reacciones en las que se utilizan enzimas como la ciclooxigenasa, la lipoxigenasa y la peroxidasa. El sesenta por ciento del cerebro está compuesto por lípidos estructurales, que utilizan universalmente el ácido araquidónico y el ácido docosahexaenoico (DHA) para el crecimiento, el funcionamiento y la integridad estructural. Ambos ácidos siempre están presentes en la leche humana. Se necesitan cantidades moderadas de ácido araquidónico para el desarrollo y funcionamiento normales del cerebro, sobre todo en el caso de los lactantes, pero las cantidades excesivas de esa sustancia son uno de los factores principales que contribuyen a la inflamación crónica.

El ácido araquidónico se almacena en las membranas celulares, desde donde se libera y penetra en el interior de la célula (el citoplasma) mediante la acción de una enzima denominada fosfolipasa A_2. Como veremos en los próximos capítulos, es posible controlar la formación de ácido araquidónico por el organismo mediante una alimentación adecuada (por ejemplo, al reducir el consumo de carnes rojas).

La inflamación crónica

La inflamación crónica no siempre es consecuencia de una inflamación aguda, sino que puede ir surgiendo "en silencio" sin ningún síntoma visible. Se cree que así es como se desarrolla cuando está asociada con bronquitis crónica. En muchos de estos casos, una inflamación de baja intensidad, aunque activa, es consecuencia de la irritación constante provocada por el humo del cigarrillo. La respuesta inflamatoria comienza en una etapa temprana desde que la persona adquiere el hábito de fumar y, con el paso de los años, el humo del cigarrillo sigue irritando las células que revisten el tracto respiratorio. Esto ocasiona un constante reclutamiento de glóbulos blancos a la zona afectada, lo que contribuye aun más al proceso de inflamación crónica.

Las infecciones respiratorias recurrentes también contribuyen a la inflamación crónica al promover el reclutamiento de glóbulos blancos al tracto respiratorio. Los glóbulos blancos o leucocitos pueden perpetuar su presencia por medio de los mensajeros moleculares. Los linfocitos activados, por ejemplo, liberan citoquinas (un tipo de moléculas mensajeras) que a su vez estimulan a los macrófagos (otro tipo de célula inmunológica). Por su parte, los macrófagos estimulados liberan distintas citoquinas que activan más linfocitos.

A la larga, la presencia continua de glóbulos blancos en las paredes bronquiales que caracteriza a la inflamación crónica da lugar a un sinnúmero de problemas en el tracto respiratorio, como el edema (hidropesía o inflamación) y la fibrosis (la formación de tejido conectivo fibroso excesivo) en la zona circundante a los bronquios y bronquiolos. La inflamación crónica también puede ocasionar necrosis (muerte de los tejidos). Por otra parte, no está clara la forma en que la inflamación crónica se relaciona con la metaplasia y la displasia (cambios anormales de las células) atípicas que suelen observarse en el revestimiento del tracto respiratorio en las personas a quienes se les ha diagnosticado bronquitis crónica. Sin embargo, está claro que quienes tienen metaplasia o displasia atípicas de las células del tracto respiratorio presentan un mayor riesgo de contraer cáncer pulmonar.

PARA ENTENDER LA BRONQUITIS CRÓNICA

La bronquitis se define como la inflamación de los túbulos bronquiales. La bronquitis se considera crónica cuando es recurrente o habitual. Esa dolencia se caracteriza por la secreción excesiva de moco bronquial, acompañada de una tos productiva (es decir, tos con expulsión de mucosidad). Para poder hacer un diagnóstico de bronquitis crónica, los síntomas deben estar presentes casi todos los días durante tres meses al año, como mínimo durante un período de dos años consecutivos. La inflamación crónica es un componente importante del cuadro general.

La causa principal de la bronquitis crónica es el consumo de cigarrillos, aunque también puede producirse debido a la inhalación de otras sustancias tóxicas, así como a infecciones respiratorias recurrentes. La irritación continua debido al humo del cigarrillo ocasiona inflamación crónica y cambios en la estructura física de las células y glándulas secretoras de mucosidad que revisten el tracto respiratorio. La exposición repetida a las toxinas químicas irritantes del humo del cigarrillo produce un agrandamiento (hipertrofia) de las glándulas secretoras de mucosidad. También hace que aumenten en número (hiperplasia). En esencia, el paciente llega a tener un exceso de glándulas secretoras de mucosidad más grandes de lo normal, lo que tiene como resultado la secreción excesiva de moco bronquial. Esa mucosidad excesiva bloquea las vías respiratorias, generalmente debido a la acumulación de tapones mucosos, y la propia mucosidad se convierte en una obstrucción de la vía respiratoria. El humo del cigarrillo también afecta el movimiento de barrido de los cilios que se encuentran en el epitelio respiratorio. Esto contribuye aun más a la obstrucción, dado que los pasajes bronquiales, donde ahora hay una mayor cantidad de mucosidad, van perdiendo la capacidad de despejarse.

Hay indicios de que los cambios inflamatorios crónicos también afectan las vías respiratorias más pequeñas, principalmente los bronquios secundarios y terciarios y la parte de los bronquiolos que contiene células secretoras de mucosidad. Al persistir la bronquitis crónica y la inflamación concomitante, hay un consiguiente aumento del número de células secretoras que se encuentran en esas vías respiratorias más pequeñas, lo que contribuye a una mayor producción de moco bronquial y la consiguiente obstrucción de las vías respiratorias más pequeñas.

Además de obstruir las vías respiratorias, la mucosidad excesiva es terreno fértil para el crecimiento de bacterias. Esa es una de las razones principales que explican por qué las personas que padecen de EPOC presentan tantas infecciones respiratorias recurrentes. Los episodios infecciosos agudos vienen acompañados de inflamación y la consiguiente secreción mucosa, lo que produce un círculo vicioso que es cada vez más difícil de controlar a medida que la EPOC avanza.

Aunque la secreción mucosa excesiva y la prevención de las infecciones son áreas de gran preocupación, el problema más importante que se debe atender es la inflamación subyacente ocasionada por la irritación constante del humo del cigarrillo o las infecciones recurrentes. El tratamiento de la secreción excesiva y las exacerbaciones (empeoramiento repentino de los síntomas) debido a las infecciones seguirá siendo una batalla cuesta arriba si no se trata de remediar la inflamación subyacente.

PARA ENTENDER EL ENFISEMA

El enfisema se define como el agrandamiento anormal y permanente de los alveolos (espacios aéreos). El problema principal en el enfisema es el colapso de las paredes alveolares, que ocasiona un agrandamiento de los espacios aéreos. El síntoma predominante es la dificultad para respirar, que comienza a presentarse desde las primeras etapas de la enfermedad y puede intensificarse con el paso del tiempo, si no se toman medidas para evitar sustancias irritantes como el cigarrillo y se aplican protocolos de naturopatía para que no se siga destruyendo el tejido pulmonar.

El colapso de las paredes alveolares se produce debido a la destrucción de las fibras de elastina contenidas en ellas. (La elastina es una proteína, de cierto modo similar al colágeno, que se encuentra en partes del organismo como las arterias, el tejido pulmonar, la piel y la vejiga). El colapso de las paredes alveolares hace que se reduzca la superficie utilizada en el intercambio de dióxido de carbono y oxígeno, lo que entraña una importante afectación general del proceso de intercambio gaseoso. La destrucción de las fibras de elastina en las paredes alveolares también hace que los pulmones pierdan elasticidad, lo que afecta su capacidad de expandirse y contraerse.

Para ayudarlo a visualizar mejor lo que sucede a los pulmones cuando las paredes alveolares colapsan, piense en un edificio lleno de salones vacíos sin ventanas. Imagínese que entra en él e inmediatamente comienza a caminar por uno de los corredores principales. Ese corredor representa un bronquiolo respiratorio y tiene a lo largo algunos salones (alveolos), todos ellos con una apertura en forma de arco en lugar de puerta. Entonces puede hacer un giro y tomar un corredor secundario, que representa un conducto alveolar, a su vez con numerosos salones con arcos de entrada en lugar de puertas.

Imagínese que, al entrar en cualquier salón específico de ese corredor secundario, encuentra otro arco que lo conduce a otro salón más allá. Suponga que ese patrón se repite una vez tras otra hasta crear un laberinto muy complejo, que equivaldría a un saco alveolar. Los salones interconectados por las entradas en forma de arco dentro del laberinto serían los alveolos; y los propios arcos internos serían los poros de Kohn (es decir, los "agujeros" entre los alveolos). Cada arco inicial de entrada del corredor secundario (conducto alveolar) conduce a su propio laberinto de salones (sacos alveolares).

Suponga que en cualquiera de esos laberintos (sacos alveolares) hay veinte salones (veinte alveolos) interconectados por entradas en forma de arco (los poros de Kohn). Los arcos sirven de conexión entre los salones y las paredes los separan. La superficie de las paredes (el tablero de yeso) representa la pared alveolar y su interior (las vigas, las cañerías, etc.) representa el tabique interalveolar. Las vigas dentro de las paredes representan la matriz de colágeno y fibras de elastina que componen el tabique interalveolar, y las cañerías representan la red de vasos capilares.

Recordemos que, en nuestro edificio metafórico, todos los corredores y salones están vacíos, pues su único propósito es facilitar la circulación de aire. Cuando el aire atraviesa el corredor principal (bronquiolo respiratorio) y pasa al corredor secundario (conducto alveolar), también se le hace circular por los salones (alveolos). Todo está bien si lo único que circula por ese sistema es aire limpio. Los problemas surgen cuando uno comienza a hacer circular humo de cigarrillo u otras sustancias nocivas por todo el sistema. Con el paso del tiempo, las sustancias químicas del humo desgastan las paredes hasta hacerlas colapsar y romperse.

Cada "salón" del edificio tiene un área superficial que representa

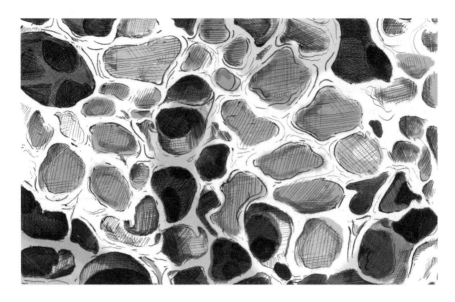

Fig. 5. Alveolos normales. Las regiones grisáceas son los alveolos; las más oscuras son los conductos alveolares. Las zonas blancas más densas dentro de las regiones grises son los tabiques interalveolares, que funcionan como separadores de los alveolos.

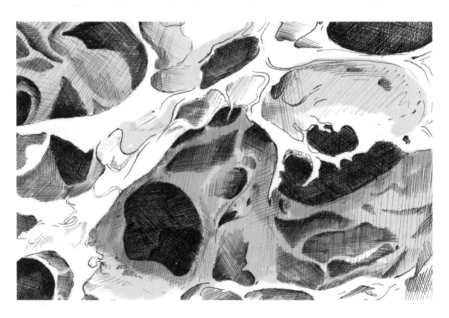

Fig. 6. Alveolos afectados por el enfisema. Observe los espacios agrandados debido a la destrucción de las paredes alveolares.

el espacio disponible para el intercambio gaseoso. La suma de las áreas superficiales de todos los salones dentro de cada laberinto en particular nos da el área superficial total de ese laberinto. Cuando se destruye una pared, se pierde el área superficial correspondiente. En lugar de haber dos salones separados por una pared, ahora hay un solo salón grande sin tabique divisorio (en otras palabras, un espacio aéreo agrandado permanentemente). Cuando ese daño ocurre en varios salones a lo largo del laberinto, surge un problema grave porque ahora hay muchos salones (espacios aéreos) agrandados, lo que implica una importante afectación del área superficial disponible para el intercambio gaseoso.

La destrucción de las paredes de los alveolos también perturba otras estructuras de los pulmones que son necesarias para que las vías respiratorias (principalmente los bronquiolos terminales y respiratorios) se mantengan abiertas y sin obstrucción. Una vez afectada la estructura, el tejido pulmonar que rodea los bronquiolos pierde eficacia para mantener abierta la vía respiratoria (el bronquiolo).

La fibrosis pulmonar (crecimiento excesivo de tejido conectivo fibroso, que produce formación de tejido cicatrizal y engrosamiento del tejido entre los sacos aéreos) es una condición distinta de la EPOC y no suele ocurrir en casos de enfisema. Sin embargo, puede haber tejido cicatrizal en el tejido conectivo de los pulmones como consecuencia de la inflamación, lo que suele ser un problema habitual para las personas que padecen de EPOC. El tejido cicatrizal también puede deberse a la bronconeumonía, un tipo de neumonía bacteriana.

¿CUÁLES SON LAS CAUSAS DEL ENFISEMA?

Más del ochenta por ciento de los casos de enfisema tienen una relación directa con el consumo de cigarrillos. Del diez al quince por ciento de ellos no están relacionados con el hábito de fumar. En esos casos, la EPOC suele ser consecuencia de la exposición prolongada a sustancias nocivas irritantes distintas al humo del cigarrillo. De un dos a un cinco por ciento de los casos de enfisema se deben a la deficiencia de alfa-1 antitripsina.

Si bien el consumo de cigarrillos es la causa más común de enfisema, otras sustancias inhaladas pueden producirlo. Aún no se conoce con exactitud cómo las sustancias químicas nocivas inhaladas destruyen la pared alveolar, por lo que ese proceso sigue siendo tema de investigación. Sin embargo, los investigadores suponen que el colapso de la pared alveolar se debe a un desequilibrio químico que hace que se destruyan las fibras de elastina en la pared alveolar, en la zona conocida específicamente como tabique interalveolar.

Al parecer, las sustancias químicas que forman parte del humo del cigarrillo estimulan la acumulación en el pulmón de células inmunológicas denominadas macrófagos y neutrófilos. La nicotina atrae a los neutrófilos y la propia presencia de esa sustancia hace que los neutrófilos se concentren más en los pulmones. Ese reclutamiento excesivo de neutrófilos crea un desequilibrio que culmina con la destrucción del tabique interalveolar.

Cuando entran en el tabique interalveolar, los neutrófilos liberan enzimas que a su vez degradan las proteínas. Concretamente, en este caso, los neutrófilos liberan una enzima denominada elastasa lisosómica, que es muy capaz de digerir la elastina del tabique interalveolar. Tanto los macrófagos como los neutrófilos liberan elastasa, pero la elastasa lisosómica de los neutrófilos desempeña un papel más importante en la destrucción de la elastina en la pared alveolar. La elastasa de los neutrófilos también destruye el colágeno de tipo IV, otra molécula importante que contribuye a formar la estructura de la pared alveolar.

Los neutrófilos y los macrófagos alveolares liberan una molécula mensajera conocida como leucotrieno B_4, que a su vez actúa como señal para reclutar más neutrófilos. Esto contribuye a la inflamación y destrucción del tabique interalveolar.

La función de la alfa-1 antitripsina

La alfa-1 antitripsina es una proteína sintetizada predominantemente por las células hepáticas y luego liberada en la circulación sanguínea. Uno de los objetivos de la alfa-1 antitripsina consiste en inhibir los efectos de la elastasa de los neutrófilos a fin de evitar la destrucción de la elastina de la pared alveolar. (El lector recordará que la elastina es el componente principal de las fibras elásticas dentro de la pared alveolar o tabique interalveolar, es decir, la membrana que separa un alveolo de otro).

En circunstancias normales (o sea, cuando no hay una exposición repetida al humo del cigarrillo o a otras sustancias químicas nocivas), la alfa-1 antitripsina se difunde desde los vasos capilares hasta el tabique interalveolar para controlar la actividad de la elastasa de los neutrófilos. Sin embargo, el problema es que el humo del cigarrillo y los neutrófilos estimulados también liberan radicales libres oxigenados. Estos inhiben la actividad de la alfa-1 antitripsina, lo que le impide controlar la acción de la elastasa de los neutrófilos. Al estar "atada" a los radicales libres, la alfa-1 antitripsina no consigue impedir que la elastasa de los neutrófilos destruya la elastina dentro de la pared alveolar.

Deficiencia de alfa-1 antitripsina

Debido a una predisposición genética (hereditaria), algunas personas pueden ser propensas a desarrollar enfisema porque su organismo no produce correctamente alfa-1 antitripsina. Solamente del dos al cinco por ciento de los casos de enfisema se deben a esa deficiencia.

Las proteínas, incluida la alfa-1 antitripsina, están compuestas por moléculas denominadas aminoácidos. Los aminoácidos son una veintena de moléculas distintas que, al unirse en combinaciones muy específicas, pasan a ser proteínas funcionales. El propio organismo produce algunos aminoácidos, pero los demás tienen que obtenerse mediante la alimentación. Cuando uno consume alimentos que contienen proteínas, el organismo digiere la proteína y la descompone en aminoácidos. Luego las células tienen que reorganizar esos aminoácidos en secuencias específicas para que se conviertan en proteínas funcionales que el organismo pueda utilizar.

Para producir adecuadamente la alfa-1 antitripsina, es necesario unir una serie de aminoácidos en una secuencia muy específica. Por diversas razones, incluidas las características hereditarias, la secuencia se puede alterar (o mutar) de modo que la alfa-1 antitripsina pierde la capacidad de realizar su función normal, es decir, inhibir la actividad de la elastasa de los neutrófilos.

Quien tenga deficiencia hereditaria de alfa-1 antitripsina presenta un riesgo mucho mayor de desarrollar enfisema. Sin embargo, hay pruebas convincentes de que, incluso en esos casos, el consumo de cigarrillos es de todos modos el cofactor más importante que contribuye a desarrollar esa afección. Esto significa que, si una persona tiene deficiencia de alfa-1 antitripsina y nunca fuma, es posible que no desarrolle enfisema. Si la persona tiene deficiencia hereditaria de alfa-1 antitripsina y adquiere el hábito de fumar, lo más probable es que sí desarrolle enfisema, aunque seguramente lo hará a una edad mucho más temprana y con mucha mayor intensidad que otras personas que no tienen esa deficiencia.

Además de no poder inhibir adecuadamente la elastasa de los neutrófilos en la pared alveolar, la alfa-1 antitripsina deficiente o defectuosa puede provocar otros problemas importantes. La alfa-1 antitripsina anormal puede quedarse atrapada en las células hepáticas, lo que puede dar lugar a cirrosis hepática en la edad adulta. La deficiencia de alfa-1 antitripsina casi nunca produce enfisema en los primeros años de la vida, pero muchos niños afectados contraen problemas hepáticos crónicos, desde hepatitis infantil hasta cirrosis. Por esas razones, cualquier persona que presente esa deficiencia debería tomar diariamente, por lo menos, extracto de semilla de cardo mariano. El cardo mariano (o cardo lechero) es una hierba medicinal respaldada por abundantes investigaciones en las que se ha demostrado su capacidad de proteger el hígado y contribuir a su normal funcionamiento. (Vea más información al respecto en el capítulo 6).

La deficiencia de alfa-1 antitripsina puede diagnosticarse con un sencillo análisis de sangre. Todas las personas que hayan tenido un historial de consumo de cigarrillos deberían hacerse esa prueba. También se la deberían hacer los no fumadores que comiencen a presentar cualquiera de los síntomas clásicos de la EPOC. La deficiencia de alfa-1 antitripsina se trata con la administración intravenosa semanal de alfa-1 antitripsina obtenida de la sangre humana. En la actualidad, ese tratamiento solo está disponible para los pacientes que cumplan los criterios de tener niveles de alfa-1 antitripsina en sangre suficientemente bajos y enfisema declarado.

TIPOS DE ENFISEMA

La ubicación precisa a lo largo del acino de las paredes alveolares colapsadas es por lo general el factor principal que permite determinar el tipo de enfisema que tiene cada paciente. Hay cuatro tipos principales de enfisema.

Las bulas o ampollas son espacios aéreos agrandados que llegan a tener más de un centímetro de diámetro y pueden darse en cualquiera de los cuatro tipos de enfisema. Ocupan áreas adyacentes a la pleura visceral, por lo general cerca del vértice (la parte superior) de los pulmones. Cuando esas áreas localizadas son particularmente prominentes, a veces la enfermedad recibe el nombre de enfisema bulloso. Este presenta su propio conjunto de problemas debido al tamaño potencial de las ampollas y la posibilidad de que se rompan. Las bulas que se agrandan mucho pueden afectar la respiración al comprimir el tejido pulmonar sano próximo a ellas. Cuando una bula o ampolla se rompe, puede surgir una afección denominada neumotórax espontáneo, en la que el aire o un gas entra en el espacio que separa el pulmón de la pared torácica interior y hace que el pulmón colapse.

Enfisema centrolobulillar

El enfisema centrolobulillar o centroacinar es el tipo más común de esta enfermedad. Afecta principalmente a los bronquiolos respiratorios y sus alveolos. Por lo general, los alveolos que están dentro de los sacos alveolares se ven menos afectados. Ese es el tipo de enfisema más común entre los fumadores y afecta sobre todo a los lóbulos superiores del pulmón, en la zona más cercana al hombro. En ese caso suelen inflamarse los bronquios, los bronquiolos y el tabique interalveolar. Debido al vínculo definido con el consumo de cigarrillos, esa forma de enfisema suele presentarse en combinación con bronquitis crónica.

Resumen de la secuencia de acontecimientos
en la destrucción de la pared alveolar

1. El acino se ve expuesto repetidamente al humo del cigarrillo u otras sustancias químicas nocivas.

2. La constante exposición al humo o a las toxinas induce un reclutamiento excesivo de macrófagos y neutrófilos al pulmón. Los macrófagos liberan factores quimiotácticos de neutrófilos, que atraen neutrófilos al pulmón. La propia nicotina es un agente quimiotáctico de neutrófilos, por lo que también atrae neutrófilos al pulmón.

3. Al entrar en el pulmón, los neutrófilos escapan de la circulación de los vasos capilares y llegan al tabique interalveolar.

4. Al penetrar allí, los neutrófilos liberan elastasa lisosómica, una enzima que degrada la elastina, componente principal de las fibras elásticas del tabique interalveolar. Los neutrófilos también pueden perpetuar su propia existencia mediante la liberación de la molécula mensajera leucotrieno B_4.

5. La alfa-1 antitripsina, una proteína que normalmente inhibiría la acción de la elastasa de los neutrófilos, dejará de surtir efecto debido a su enlace con los radicales libres oxigenados reactivos liberados por los neutrófilos y a los oxidantes del humo del cigarrillo.

6. Como resultado de la degradación de la elastina en el tabique interalveolar por la elastasa de los neutrófilos, la pared alveolar colapsa, lo que da lugar a un agrandamiento permanente y anormal de los espacios aéreos y a la disminución de la elasticidad de los pulmones.

Enfisema panlobulillar

El enfisema panlobulillar o panacinar es el que se asocia más comúnmente con la deficiencia de alfa-1 antitripsina. Este tipo de enfisema tiende a ocurrir más a menudo en las zonas inferiores del pulmón y su mayor afectación es en la base del pulmón. En el enfisema panlobulillar, se afecta la totalidad del acino y se presenta el agrandamiento uniforme de los espacios aéreos desde el bronquiolo respiratorio hasta los alveolos distales (los más alejados). En los casos de enfisema panlobulillar en los que el daño es grande, hay una marcada reducción de la superficie de intercambio gaseoso (la interfaz entre los alveolos y los capilares), así como una disminución de las propiedades de retroceso elástico de los pulmones.

Enfisema paraseptal

El enfisema paraseptal o acinar distal afecta sobre todo a la parte más distal del acino, los sacos alveolares y los alveolos. Este enfisema afecta en mayor grado los bordes de los lóbulos y las zonas cercanas a la pleura (la membrana que reviste la cavidad torácica). También tiende a ocurrir cerca de zonas que presentan cicatrización o afectación debido a la fibrosis. Este tipo de enfisema suele ser más intenso en las regiones superiores de los pulmones y puede ser causante de neumotórax espontáneo.

Enfisema irregular

Este tipo de enfisema está asociado con la formación de tejido cicatrizal en los pulmones. Recibe el nombre de enfisema irregular porque puede afectar cualquier parte del acino.

LA BRONQUIECTASIA

La bronquiectasia es una condición crónica caracterizada por la dilatación irreversible y la distorsión de los bronquios y bronquiolos. Las vías respiratorias se dilatan anormalmente, con cantidades variables de moco e inflamación. Los componentes estructurales normales de las paredes bronquiales se destruyen y, a menudo, quedan reemplazados por tejido conectivo fibroso. La bronquiectasia se caracteriza por una tos crónica, con expectoración de flema poco densa, que contiene cantidades importantes de esputo maloliente.

Aún no se entiende con claridad la causa exacta de la bronquiectasia. Según las pruebas existentes, parece ser resultado de infecciones recurrentes, como la neumonía, que producen inflamación crónica. Esa inflamación debilita las paredes bronquiales, de modo que se estiran y tuercen hasta perder su forma normal. El moco bronquial y el pus se acumulan en esas áreas dilatadas, lo que contribuye al ciclo infeccioso. Las infecciones recurrentes ocasionan aun más daños a los pulmones, con lo que se establece un círculo vicioso que se torna cada vez más difícil de controlar.

Aunque la causa de la bronquiectasia no tenga una relación directa con el consumo de cigarrillos, esa afección suele darse en combinación con enfisema o bronquitis crónica porque también está relacionada con la infección y la inflamación crónicas. Las infecciones recurrentes que caracterizan a la bronquitis crónica pueden exacerbar la bronquiectasia ya existente. En consecuencia, al igual que en la bronquitis crónica, la cuestión principal en el tratamiento de la bronquiectasia consiste en reducir la inflamación en la mayor medida posible. De este modo se producirá menos moco bronquial, con lo que se reducirán las probabilidades de infección y la obstrucción de la vía respiratoria, lo que a su vez facilitará la respiración.

Como hemos visto, EPOC no es más que un término general que se ha utilizado tradicionalmente para referirse al enfisema, la bronquitis crónica y la bronquiectasia. El enfisema y la bronquitis crónica tienen varios síntomas en común, porque hay muchas personas que presentan ambas afecciones en diverso grado. La dificultad para respirar, la tos con expectoración y una mayor susceptibilidad a las infecciones son características comunes del enfisema y la bronquitis crónica, y la severidad de cualquiera de esos síntomas depende de cuál de las condiciones es la que predomina.

Si tiene algunos de los síntomas o problemas que se han descrito en este capítulo, es importante que vea a un médico y obtenga un diagnóstico adecuado para tener una idea clara de lo que sucede en

CUADRO 3.
COMPARACIÓN ENTRE EL ENFISEMA
Y LA BRONQUITIS CRÓNICA

	Enfisema	Bronquitis crónica
Ubicación	Acino	Bronquios y bronquiolos
Causa principal	Humo del tabaco	Humo del tabaco, inhalación de sustancias irritantes, infecciones recurrentes
Cambios clínicos	Agrandamiento de los espacios aéreos; destrucción de la pared alveolar	Hiperplasia e hipertrofia de las glándulas mucosas en el tracto respiratorio
Síntomas principales	Disnea	Tos con esputo
Disnea	Intensa, de inicio temprano	Moderada, de inicio tardío
Tos / esputo	Surgen en una etapa tardía de la progresión de la enfermedad, con leve esputo	Surgen desde el comienzo, con gran cantidad de esputo
Retroceso elástico	Muy reducido	Normal
Resistencia de las vías respiratorias	Normal, levemente mayor	Mayor
Infección	Ocasional	Común
Volumen pulmonar*	Disminución del VEF$_1$, aumento del CPT y VR	Disminución del VEF$_1$, CPT normal, leve aumento del VR
Apariencia física	Delgadez y astenia	Apariencia fuerte y bien alimentada
Cianosis	Poco común	Común

* Vea en las páginas 48 y 49 las explicaciones de estas pruebas para medir el volumen pulmonar.

su organismo. Esto es particularmente válido en el caso de quienes están experimentando esos síntomas y tienen un amplio historial de consumo de cigarrillos. Tal vez usted piense que ya tiene EPOC porque los síntomas han ido avanzando con el paso de los años. En ese caso, debe acudir sin demora a un médico. Si lo hace de una vez y obtiene un diagnóstico adecuado, ese puede ser un buen punto de partida para comenzar a mejorar su salud.

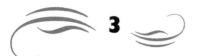

Diagnóstico y tratamiento convencional de la EPOC

La EPOC normalmente se va desarrollando con el paso de los años. Por lo general, el diagnóstico se obtiene cuando los síntomas comienzan a ser problemáticos y el médico indica pruebas adicionales. La historia clínica del paciente, su examen físico, los resultados de las pruebas y los estudios radiográficos pueden indicar con un alto grado de probabilidad la presencia de enfisema, pero no hay ninguna manera de determinar el nivel de daño exacto que tiene una persona mientras vive. Afortunadamente, no es necesario conocer el tipo preciso de enfisema que tiene una persona ni la cantidad de daño presente para proceder con el tratamiento.

PRUEBAS DIAGNÓSTICAS PARA LA EPOC

A fin de evaluar sus síntomas, su médico deberá estudiar su historia clínica anterior y realizar un examen físico exhaustivo. Es probable que también le indique diversos análisis de sangre y otros procedimientos para confirmar el diagnóstico de EPOC. A continuación se enumeran algunos de los exámenes o procedimientos que se pueden utilizar para confirmar la EPOC.

Procedimientos radiológicos

Entre los procedimientos radiológicos figuran las radiografías y tomografías torácicas. La radiografía torácica suele utilizarse para descartar cualquier otro problema pulmonar aparte de la EPOC, como la neumonía y el cáncer pulmonar. A menudo la propia radiografía torácica no ofrece gran precisión para determinar si un paciente tiene EPOC, a menos que ya esté en un grado avanzado. Una tomografía puede ser más precisa para diagnosticar la EPOC, aunque tal vez este procedimiento tampoco detecte determinados rasgos anatómicos pulmonares anormales. En el caso de las personas afectadas predominantemente por enfisema, la radiografía torácica puede indicar un agrandamiento de la cavidad torácica junto con la reducción de la trama pulmonar, lo que refleja el tejido pulmonar dañado y el agrandamiento de los espacios aéreos (alveolos). En el caso de las personas predominantemente afectadas por bronquitis crónica, la radiografía torácica puede indicar un aumento de la trama pulmonar, lo que da a entender que las vías respiratorias están engrosadas, inflamadas y marcadas por tejido cicatrizal. Una tomografía torácica es un tipo especial de radiografía que puede revelar con una exactitud razonable la presencia de tejido pulmonar y vías respiratorias anormales en casos de EPOC.

La gasometría arterial

La sangre arterial aporta información muy útil que no se puede obtener de la sangre venosa. La sangre arterial se mide para determinar la PaO_2 (presión parcial de oxígeno, o la concentración de oxígeno en la sangre arterial), la SaO_2 (porcentaje de hemoglobina saturada con oxígeno en la sangre arterial) y la $PaCO_2$ (presión parcial de dióxido de carbono, o concentración de dióxido de carbono en la sangre arterial). La gasometría arterial también se utiliza para determinar el pH (acidez) de la sangre. Los gases arteriales que se miden en la gasometría suelen obtenerse de la sangre extraída de una arteria de la muñeca.

Los valores de PaO_2 anormalmente bajos indican hipoxemia (niveles insuficientes de oxígeno en la sangre) y a menudo también indican hipoxia (cantidad insuficiente de oxígeno en los tejidos). Los valores elevados de

$PaCO_2$ indican un estado conocido como hipercapnia, que puede afectar a las personas que padecen de EPOC por su tendencia a retener dióxido de carbono. Se trata de un tema de especial preocupación, puesto que esas personas pueden desarrollar tanta tolerancia a los niveles elevados de dióxido de carbono que la hipoxia se convierte en el factor principal que impulsa la respiración. Ante esas circunstancias, si el paciente recibe oxígeno suplementario, es preciso controlar cuidadosamente la cantidad que se le suministra. Si la persona recibe una concentración de oxígeno excesiva, se producirá una cantidad proporcional de dióxido de carbono, que se retendrá debido a la disminución de la capacidad de ventilación. El dióxido de carbono retenido puede producir una afección muy grave que recibe el nombre de acidosis respiratoria, y se puede detectar debido a la marcada disminución del pH sanguíneo (aumento de la acidez de la sangre).

Oximetría

La oximetría es otra prueba que se aplica para medir la cantidad de oxígeno en la sangre. La medición se realiza con una horquilla de plástico que se coloca en la punta del dedo del paciente en el hospital o en el consultorio médico. Sus resultados no son tan precisos como los que se obtienen mediante la gasometría arterial. Sin embargo, esta prueba resulta muy práctica para medir la oxigenación de la sangre durante la actividad o el sueño.

Determinación de los niveles de alfa-1 antitripsina

Se trata de un sencillo análisis sanguíneo para determinar si el paciente tiene la forma hereditaria de enfisema debido a la deficiencia de alfa-1 antitripsina.

Pruebas funcionales respiratorias

En general, las pruebas funcionales respiratorias se dividen en cuatro aspectos: la espirometría, la espirometría posbroncodilatadora, la medición del volumen pulmonar y la capacidad de difusión.

ESPIROMETRÍA

Con este examen se mide la cantidad de aire que entra y sale de los pulmones. Es la forma más confiable de evaluar la obstrucción reversible de las vías respiratorias. Para realizar la prueba, primeramente el paciente debe inspirar lo más que pueda y luego espirar con la mayor fuerza y rapidez posible en el espirómetro, hasta quedarse sin aire. Este procedimiento recibe el nombre de "espiración forzada". La prueba permite determinar varios parámetros que son muy útiles para determinar la presencia de EPOC, entre los que figuran el volumen espiratorio forzado en un segundo (VEF_1) y la capacidad vital forzada (CVF).

Las personas que padecen de EPOC suelen mostrar una reducción del volumen de aire espirado (CVF) en comparación con las que tienen pulmones sanos. Quienes padecen de EPOC también muestran una reducción del volumen de aire espirado durante el primer segundo de la espiración (VEF_1) y el grado de reducción de la VEF_1 es mayor que el de la reducción de la CVF. Esto significa que las personas que padecen de EPOC no solo espiran menos aire, sino que lo hacen mucho menos durante el primer segundo de la espiración. Las personas que tienen pulmones sanos suelen espirar aproximadamente el setenta y cinco por ciento del aire que inhalaron durante el primer segundo de la espiración.

ESPIROMETRÍA POSBRONCODILATADORA

En la espirometría posbroncodilatadora se utiliza el mismo procedimiento que en la espirometría estándar, con la diferencia de que se realiza después de administrar al paciente un medicamento broncodilatador, como el albuterol (salbutamol). Si hay una mejora del VEF_1 después de esta prueba, ello indica que las vías respiratorias responden bien a ese fármaco, el cual podría ser útil para controlar la obstrucción de las vías respiratorias.

MEDICIÓN DEL VOLUMEN PULMONAR

La prueba del volumen pulmonar revela información muy útil en el diagnóstico de enfisema. Dos importantes parámetros que se obtienen de la medición del volumen pulmonar son el volumen residual (VR) y la capacidad pulmonar total (CPT). Un nivel elevado de CPT indica hiperinsuflación (inflación excesiva) de los pulmones; un nivel elevado de VR indica que el aire se queda atrapado en los pulmones. Los niveles elevados de CPT y VR dan a entender que el paciente tiene enfisema.

CAPACIDAD DE DIFUSIÓN

Esta prueba mide la cantidad de gas que se transfiere de los alveolos a los vasos capilares. En este caso, el paciente debe inhalar una pequeña cantidad de monóxido de carbono y luego se examina la sangre para determinar la cantidad de este gas que se difundió de los pulmones al torrente sanguíneo. La capacidad de difusión reducida indica que tal vez el paciente tenga enfisema. En el cuadro 4 se presenta un resumen de las abreviaturas utilizadas en algunas de las pruebas diagnósticas relacionadas con la EPOC.

CUADRO 4.
ABREVIATURAS UTILIZADAS EN LAS PRUEBAS DIAGNÓSTICAS PARA LA EPOC

PaO_2	La presión (concentración) parcial de oxígeno en la sangre arterial.
SaO_2	El porcentaje de hemoglobina saturada con oxígeno en la sangre arterial.
$PaCO_2$	La presión (concentración) parcial de dióxido de carbono en la sangre arterial.
VEF_1	Volumen espiratorio forzado en un segundo. Es la cantidad de aire espirado en un segundo después de la inspiración máxima.
CVF	Capacidad vital forzada. Es la cantidad máxima de aire espirado después de la inspiración máxima.
VR	Volumen residual. Es la cantidad de aire que queda en los pulmones después de la espiración forzada.
CPT	Capacidad pulmonar total. Es la cantidad de aire que pueden contener los pulmones después de la inspiración máxima.
DLCO	Capacidad de difusión de monóxido de carbono de los pulmones.

TRATAMIENTOS CONVENCIONALES
PARA LA EPOC

El objetivo principal de la medicina convencional en el tratamiento de la EPOC consiste en controlar los síntomas, lo que por lo general se logra con fármacos. Si bien algunos de esos fármacos son absolutamente necesarios para ayudar a algunas personas que padecen de EPOC a seguir respirando, no ofrecen ningún beneficio en lo que se refiere a sanación restaurativa. La buena noticia para el paciente es que puede comenzar con las terapias nutricionales y de naturopatía descritas en este libro sin dejar de tomar los medicamentos que recibe actualmente para tratar la EPOC. No obstante, siempre debería consultar a su médico antes de recurrir a cualquier estrategia alternativa de tratamiento. Si su médico actual no puede o no quiere respaldarlo en su decisión de utilizar terapias nutricionales y otros tratamientos, en el apéndice 1 se enumeran varias organizaciones que pueden ayudarlo a encontrar a otro médico o a un proveedor cualificado de servicios de salud que tengan experiencia en la medicina alternativa o integrativa.

Según cuál sea la gravedad de su padecimiento, tal vez descubra que si sigue fielmente los cambios dietéticos y otras estrategias de naturopatía que se describen en este libro, es muy posible que llegue a necesitar dosis más bajas de sus fármacos actuales. Incluso podría mejorar tanto que deje de tomar por completo esos medicamentos. Sin embargo, es importante no hacer ningún cambio a ese respecto por su propia cuenta sin contar con orientación médica. Siempre consulte a su médico antes de dejar de tomar, o reducir, las dosis de cualquier fármaco que se le haya indicado.

A continuación se enumeran algunos de los tipos de medicamentos más comunes que se utilizan en el tratamiento de la EPOC.

Broncodilatadores

Los broncodilatadores son medicamentos que promueven la relajación de los músculos lisos que rodean a los bronquios y bronquiolos. Al relajarse esos músculos lisos, los bronquios y bronquiolos pueden expandirse, con lo que mejora el flujo de aire. Los broncodilatadores se clasifican en tres categorías principales:

1. Agonistas beta 2 de acción corta y acción prolongada
2. Agentes anticolinérgicos
3. Metilxantinas

AGONISTAS BETA 2

Entre los agonistas beta 2 de acción corta se encuentran el albuterol (salbutamol), el metaproterenol, la terbutalina y el pirbuterol. Esos fármacos producen una broncodilatación máxima de cinco a quince minutos después de su consumo, y su efecto se mantiene durante cuatro a seis horas. Entre los agonistas beta 2 de acción prolongada figuran el salmeterol y el albuterol (salbutamol) oral de liberación sostenida. Esos medicamentos producen broncodilatación al cabo de quince a treinta minutos y su acción puede durar hasta doce horas.

AGENTES ANTICOLINÉRGICOS

En este grupo de fármacos figuran el bromuro de ipratropio y el bromuro de tiotropio. Inducen la relajación de los músculos lisos que rodean los bronquios porque bloquean los sitios de receptores muscarínicos, de modo que se impide la estimulación que daría lugar a la broncoconstricción. Los receptores muscarínicos se encuentran en los músculos lisos que rodean los bronquios y son estimulados por la acetilcolina, un neurotransmisor o sustancia química mensajera, producida por el organismo. Ante ese estímulo, los músculos lisos se contraen, lo que induce a la broncoconstricción. Al adherirse al receptor, el bromuro de ipratropio impide que la acetilcolina se adhiera, con lo que los músculos lisos se mantienen relajados. El ipratropio surte efecto al cabo de treinta a sesenta minutos y puede durar hasta seis horas. El tiotropio también comienza a surtir efecto al cabo de treinta a sesenta minutos, pero puede durar hasta veinticuatro horas.

METILXANTINAS

El agente de este grupo que más comúnmente se utiliza para tratar la EPOC es la teofilina. Aunque su mecanismo de acción no se comprende del todo, se cree que facilita la respiración porque promueve la relajación de los músculos lisos bronquiales. La teofilina se toma por vía oral, normalmente una o dos veces al día. La teofilina de acción rápida alcanza su mayor efecto al cabo de una a dos horas y dura hasta seis horas. La teofilina de acción prolongada tiene su máximo efecto al cabo de cuatro a ocho horas y dura entre ocho y veinticuatro horas.

Corticosteroides

Los corticosteroides suelen recetarse para que ayuden a reducir la inflamación que es parte de la EPOC. Si tiene EPOC, es muy probable que ya esté familiarizado con la prednisona, uno de los corticosteroides más indicados, que se administra por vía oral. También hay diversos corticosteroides inhalados, como la budesonida, la fluticasona, la triamcinolona y la flunisonida.

La prednisona suele indicarse para las personas que padecen de EPOC cuando la inflamación es particularmente intensa. En mi opinión, la prednisona solamente se debería utilizar si no queda otra alternativa, debido a sus peligrosos y dañinos efectos secundarios. La prednisona hace que se reduzca la inflamación porque inhibe la fosfolipasa A_2. Este proceso a su vez inhibe la liberación de ácido araquidónico de la membrana celular, lo que merma la producción de eicosanoides proinflamatorios. Es una forma muy eficaz de reducir la inflamación, pero la prednisona tiene muchos efectos secundarios peligrosos:

1. Retención de sodio (esto hace que aumente la tensión arterial y también incrementa la viscosidad de las secreciones bronquiales)
2. Aumento de los depósitos de grasa
3. Aumento de la acidez estomacal
4. Aumento de la sudoración, sobre todo de noche
5. Hiperglucemia (niveles elevados de glucosa en la sangre)
6. Fotosensibilidad (aumento de la sensibilidad al sol)
7. Reducción de la capacidad de combatir infecciones (inmunosupresión)
8. Candidiasis en la boca y la garganta
9. Problemas óseos, musculares y oculares

10. Acné en la cara, la espalda y el pecho
11. Heridas que tardan en sanar
12. Vulnerabilidad a la depresión
13. Náuseas, vómitos y úlceras pépticas
14. Supresión del funcionamiento de la glándula suprarrenal
15. Cataratas y aumento de la presión intraocular

Medicamentos expectorantes y mucolíticos

Los expectorantes y mucolíticos se recetan por su capacidad de ayudar a licuar las secreciones bronquiales y expulsarlas de la vía respiratoria. La guaifenesina es un expectorante que se receta comúnmente, y en la actualidad también está disponible sin receta en Estados Unidos con la marca Mucinex, en tabletas de liberación prolongada de 600 mg. La acetilcisteína es una sustancia mucolítica recetada comúnmente, que se trata con detalle en el capítulo 6, porque también está disponible como suplemento nutricional. La forma recetada de acetilcisteína es un líquido que se utiliza en los nebulizadores. La que no es por receta médica recibe el nombre de N-acetilcisteína, o NAC, y viene en cápsulas.

Antibióticos

Los antibióticos se utilizan para destruir las bacterias que causan enfermedades durante la etapa aguda de las infecciones. Dado que muchas personas que padecen de EPOC tienen infecciones del tracto respiratorio superior recurrentes o crónicas, es posible que también se les apliquen varios ciclos de tratamiento con antibióticos. Esto puede dar pie a resistencia a los antibióticos, lo que con el paso del tiempo los hace perder eficacia para destruir a las bacterias. La resistencia a los antibióticos es un problema cada vez mayor en los hospitales y también puede entrañar complicaciones en el tratamiento de infecciones relacionadas con la EPOC.

Terapia física y respiratoria

La fisioterapia y la terapia respiratoria son un conjunto de métodos terapéuticos que tienen la meta común de ayudar a eliminar las secreciones mucosas del tracto respiratorio, aumentar la eficiencia de la respiración y fortalecer los músculos respiratorios. Estas terapias suelen ser aplicadas por un terapeuta físico o respiratorio o un familiar que haya recibido un entrenamiento especial.

Entre las formas específicas de fisioterapia para los pulmones figuran las de hacer ejercicios de respiración profunda, toser, o realizar cambios de posición, drenaje postural, percusión y vibración.

El cambio de posición de un lado a otro permite la expansión de los pulmones. Los pacientes lo pueden hacer por sí solos o con ayuda de una persona encargada de su cuidado. El drenaje postural se vale de la fuerza de gravedad para ayudar a drenar las secreciones de los pulmones y sacarlas a la vía respiratoria central, donde pueden ser expulsadas mediante la tos o extraídas por succión. Se coloca al paciente con la cabeza o el tórax hacia abajo y se le mantiene hasta quince minutos en esa posición.

La percusión consiste en golpear rítmicamente la pared torácica con las manos ahuecadas. Su propósito es descomponer las secreciones espesas en los pulmones para poder extraerlas con mayor facilidad. La percusión se aplica a cada segmento de los pulmones durante uno a dos minutos cada vez.

De forma similar a la percusión, la vibración tiene por objetivo ayudar a descomponer las secreciones pulmonares, y puede ser mecánica o manual. Se realiza mientras el paciente respira hondo. Cuando se hace manualmente, la persona que la realiza coloca las manos contra el tórax del paciente y produce vibraciones mediante la rápida contracción y relajación de los músculos de brazos y hombros mientras el paciente espira el aire. Cuando se hace por medios mecánicos, el paciente debe colocarse un chaleco conectado con una máquina que emite pulsaciones de aire y crea un efecto de vibración que ayuda a suavizar la mucosidad.

Las formas anteriores de fisioterapia para los pulmones suelen realizarse en conjunto con otros tratamientos respiratorios concebidos para liberar las vías respiratorias de secreciones bronquiales de mucosidad. Puede ser, entre otros: succión, tratamientos con nebulizadores, humidificación con aerosoles y administración de medicamentos expectorantes.

Intervenciones quirúrgicas

En casos muy graves de EPOC, puede considerarse la posibilidad de tres tipos de intervención quirúrgica: el trasplante de pulmón, la cirugía de reducción del volumen pulmonar y la bulectomía.

1. El trasplante de pulmón es un procedimiento muy invasivo que solo se contempla en casos extremos de EPOC. Deben cumplirse determinados criterios de VEF_1 y $PaCO_2$ para que se pueda considerar que el paciente es candidato a esa operación quirúrgica.
2. La reducción del volumen pulmonar entraña la extirpación quirúrgica de las partes más dañadas del pulmón. El objetivo de esa cirugía consiste en mejorar la capacidad de retroceso elástico del tejido pulmonar restante y, al mismo tiempo, aumentar el flujo de aire y la capacidad de hacer ejercicios.
3. La bulectomía es la extirpación quirúrgica de las bulas o ampollas en los pulmones. Una vez extirpadas las bulas, los sacos aéreos sanos tienen más espacio para expandirse y los músculos utilizados en la respiración pueden funcionar mejor.

Dado que la EPOC es una enfermedad grave y potencialmente mortal, es esencial que reciba diagnóstico y tratamiento de un profesional de la salud cualificado. Si bien en algunos casos los fármacos pueden ser necesarios e incluso salvan vidas, los medicamentos tienen sus límites en cuanto a la ayuda que ofrecen a los pacientes de EPOC. En cambio, como veremos, la medicina natural ofrece muchísimas alternativas para ayudarlo a controlar los síntomas y mejorar su calidad de vida.

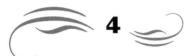

4

Abandonar el hábito de fumar

Si sigue fumando aunque ya se le ha dicho que tiene EPOC, este capítulo es para usted. Para que su proceso de sanación pueda comenzar, tiene que dejar el cigarrillo. De hecho, dejar de fumar ahora mismo es lo mejor que puede hacer por su salud.

Muchos pacientes de EPOC reciben el diagnóstico cuando tienen cuarenta años o más y llevan por lo menos dos décadas fumando cigarrillos. Algunos consiguen dejar de fumar de inmediato. Desafortunadamente, otros lo siguen haciendo aunque se les haya diagnosticado esa enfermedad. Si usted es uno de estos, no se desanime. No es demasiado tarde. Cuando mi padre dejó el cigarrillo, había alcanzado un grado intenso de la EPOC. No comenzó a utilizar métodos de naturopatía para atenderse la EPOC hasta los sesenta y nueve años. Gracias a la combinación de dejar de fumar, cambiar su alimentación, utilizar hierbas medicinales y suplementos y adoptar otros cambios en su forma de vivir, dio un giro espectacular a su padecimiento y su calidad de vida mejoró mucho hasta los ochenta y tres años, cuando le llegó el descanso final.

Para la mayoría de los fumadores, la mera idea de abandonar el hábito es psicológicamente como un campo minado. Aunque todos sabemos que fumar es malo para la salud, la mayoría de los fumadores están muy atados al cigarrillo. Yo mismo, que fumé durante años (y lo dejé de hacer), sé que muchos métodos para dejar el hábito pueden funcionar, pero solamente son buenos si uno mantiene la determinación de no acercarse a los cigarrillos. Abandonar el hábito de fumar es un proceso gradual que implica cambios positivos de mentalidad y estilo de vida. Puede optar por dejar de fumar y concentrarse en el lado bueno de esa decisión.

Tal vez usted ya haya tratado de dejar el hábito y haya fracasado una o más veces. No se dé por vencido. Los estudios muestran que muchas personas deben pasar por varios intentos antes de lograr su objetivo. Sé lo difícil que es dejar de fumar, porque yo mismo he pasado por eso. Cuando por fin lo logré, fue después de una docena de intentos.

El propio hecho de recibir un diagnóstico de EPOC será suficiente para que muchos abandonen el hábito de inmediato. En cambio, otros tendrán que luchar para dejarlo porque la adicción a la nicotina es un fenómeno complejo y difícil de contrarrestar. A lo largo de los años, el hábito de fumar probablemente se habrá integrado en casi todos los aspectos de su vida, por lo que aprender a desvincular el cigarrillo de sus actividades cotidianas requerirá una increíble fuerza de voluntad.

Tal vez querría viajar al pasado para corregir su decisión de empezar a fumar. Pero, en lugar de culparse por sus actuales problemas médicos, trate de pensar positivamente acerca de la forma en que puede mejorar su salud.

Experimentará varios beneficios tan pronto abandone el hábito, o poco tiempo después:

- A los treinta minutos de su último cigarrillo, comprobará una disminución de la tensión arterial y el pulso y el aumento de la temperatura de las manos y los pies.
- A las ocho horas de su último cigarrillo, sus niveles de monóxido de carbono en la sangre disminuirán hasta un rango normal y el nivel de oxígeno aumentará hasta su rango normal.
- A las veinticuatro horas del último cigarrillo, su riesgo de ataque cardíaco habrá disminuido.
- A las cuarenta y ocho horas, sus terminaciones nerviosas

comenzarán a regenerarse y se le aguzarán los sentidos del olfato y el gusto.

• En un plazo de dos semanas a tres meses de haber abandonado el hábito, tendrá mejor circulación, se le hará más fácil caminar y sus pulmones funcionarán con mayor potencia.

• Durante el período inicial de uno a nueve meses después de haber dejado el cigarrillo, la tos, la congestión de los senos paranasales, la falta de aire y la fatiga disminuirán.

• Al cabo de un año, su riesgo de enfermedad coronaria cardíaca se reducirá a la mitad de lo que sería para un fumador.

Por supuesto, dejar el cigarrillo también trae beneficios a largo plazo.

• En un período de cinco a quince años después de dejar de fumar,

---

Los cigarrillos y la EPOC

El consumo de cigarrillos es la causa principal de la EPOC por diversas razones. El humo del cigarrillo afecta el movimiento de barrido de los cilios sobre el epitelio respiratorio, lo que reduce la capacidad de los bronquios y los bronquiolos más grandes de mantenerse limpios y libres de desechos. Además, el humo del cigarrillo causa hipertrofia (agrandamiento) e hiperplasia (multiplicación celular excesiva) de las glándulas secretoras de mucosidad que revisten el tracto respiratorio, lo que produce un exceso de secreción que obstruye las vías respiratorias. Por otra parte, provoca inflamación crónica en los pulmones porque induce el reclutamiento continuo de neutrófilos. A su vez, los neutrófilos liberan elastasa, la enzima que destruye la elastina, que daña la pared alveolar. El humo del cigarrillo también impide la acción de la alfa-1 antitripsina, la proteína que protege contra los efectos perjudiciales de la elastasa de los neutrófilos. Provoca la constricción de los músculos lisos, lo que aumenta la resistencia de las vías respiratorias y hace que la respiración sea más penosa.

su riesgo de infarto cerebral disminuye hasta los niveles de quienes nunca han fumado.

- Al cabo de diez años, el riesgo de cáncer pulmonar se reduce hasta la mitad de quienes son fumadores. El riesgo de cáncer de boca, garganta, esófago, vejiga, riñón y páncreas disminuye, y lo mismo sucede con el riesgo de presentar úlceras.
- Al cabo de quince años, su riesgo de enfermedades coronarias pasa a ser similar al de quienes nunca han fumado y su riesgo de muerte vuelve al nivel de las personas que nunca fumaron.

Desde luego, es imposible restablecer por completo la salud de la noche a la mañana. Pero si ahora mismo deja de fumar, habrá dado el primer y más importante paso hacia el desarrollo de un estilo de vida que le ayudará a mejorar su salud y su calidad de vida por el resto de sus años.

TOMAR LA DECISIÓN DE DEJAR DE FUMAR

El consumo de cigarrillos es sumamente adictivo. La nicotina, el componente del tabaco que produce la adicción, ha sido comparada con la heroína por ser una de las sustancias físicamente más adictivas que conozca la humanidad. Si fuma, tiene además una adicción psicológica al hábito de fumar, ya que gran parte de su vida gira en torno al consumo de cigarrillos. Solo cuando uno trata de dejar de fumar es que se da cuenta de cuántos aspectos de su vida están vinculados con ese hábito. Puede resultarle difícil imaginarse la mera posibilidad de participar en determinadas actividades sin echar mano de un cigarrillo. Por ejemplo, tal vez esté acostumbrado a echar unas bocanadas después de cada comida o cuando habla por teléfono. Son momentos en que su ansia de cigarrillos puede ser particularmente intensa.

En vez de concentrarse en lo difícil que le será vivir sin fumar, comience a visualizar las ventajas de estar "libre de humo". Por ejemplo, aparte de los beneficios evidentes para la salud y el alargamiento de la vida, sus ropas y su aliento ya no tendrán mal olor y no tendrá que apartarse como un marginado para fumar.

Además, ahorrará una gran cantidad de dinero. La mayoría de las personas a quienes se les diagnostica EPOC, como promedio, han fumado entre 150.000 y 400.000 cigarrillos y han gastado hasta 50.000 dólares en cigarrillos en el momento de su diagnóstico inicial.

A continuación se enumeran algunos beneficios adicionales que seguramente disfrutará cuando deje de fumar:

- Su casa y su automóvil no olerán a cigarrillos.
- Podrá deshacerse de los ceniceros.
- Cada inspiración que haga le producirá una sensación limpia y refrescante.
- Recuperará el sentido del olfato y podrá volver a sentir bien el gusto de la comida.
- Sus dientes estarán más blancos y su aliento, más fresco.
- Tendrá mayor vigor y resistencia y no se sentirá tan cansado durante el día.
- Ya no le preocupará la perspectiva de participar en actividades donde no se pueda fumar.
- Su cutis mejorará.
- Ya no tendrá que estar pendiente de no provocar un incendio con los cigarrillos.
- Ya no se sentirá culpable por exponer a sus familiares y amigos al humo ajeno.
- Sentirá el corazón más relajado y le será posible realizar más actividades con menos esfuerzo.
- Tendrá menos dolores de cabeza, indigestiones y tos.
- Si tiene problemas de los senos paranasales o alergias, también mejorarán.
- Su nivel de ansiedad disminuirá muchísimo, tendrá más autocontrol y podrá pensar con mayor claridad.
- Recuperará la confianza en su capacidad de lograr cualquier meta que se proponga.

MÉTODOS QUE LO AYUDARÁN
A DEJAR DE FUMAR

Abandonar el hábito de fumar requiere una enorme fuerza de voluntad. Esto significa que usted ha de tener un firme deseo de dejar el cigarrillo y la voluntad de mantener su decisión. Sin embargo, no tiene que hacerlo de golpe. Hay muchos métodos y programas que pueden ayudarlo a vencer la adicción física a la nicotina y su atadura psicológica al hábito de fumar.

Algunos métodos para dejar de fumar pueden ser más útiles que otros. Hay una serie de técnicas que fueron concebidas para ayudarle a abandonar el hábito, que van desde el asesoramiento hasta la acupuntura, las hierbas medicinales y la terapia de reemplazo de la nicotina. Puede darse el caso de que necesite más de una técnica para alcanzar su meta de dejar de fumar. Si antes lo ha intentado sin éxito, eso no quiere decir que tenga poca voluntad. Lo que significa es que no era el momento adecuado o que no se preparó lo suficiente como para acometer satisfactoriamente ese tremendo reto. No se dé por vencido: sus posibilidades de éxito aumentan con cada nuevo intento que haga.

Hoy es un nuevo día y, si de veras quiere dejar de fumar, aún puede lograrlo. Prepárese mental y emocionalmente, trace un plan de acción y organice los recursos que le servirán de apoyo.

Tómese el tiempo necesario para entender algunos de los factores detonantes que provocan su deseo de fumar. ¿Hay alguien en particular con quien querría fumar? ¿Asocia lugares específicos con el acto de fumar? ¿Hay actividades concretas que asocia con el consumo de cigarrillos (tomar unas copas o un café, hablar por teléfono o conducir)? ¿Hay algún momento en particular que asocia con fumar (después de comer, antes de irse a la cama o cuando está aburrido o estresado)? Entender y reconocer estas situaciones como factores detonantes de su impulso de encender un cigarrillo le preparará mejor para ser menos vulnerable y aumentar sus probabilidades de éxito cuando emprenda el camino que lo conducirá a abandonar el hábito.

Acupuntura

La acupuntura (o inserción de agujas muy finas en varios puntos del organismo) se utiliza ampliamente para tratar adicciones. La acupuntura se ha ido estableciendo poco a poco como una buena alternativa para ayudar a los fumadores a dejar de serlo, cuando se utiliza como parte de un programa que también combine otras técnicas (como el asesoramiento individual o en grupo, la educación para dejar el hábito y otros entrenamientos de la conducta). La acupuntura no es una panacea o cura mágica en el tratamiento de la adicción a la nicotina; sin embargo, puede ayudar a reducir las ansias y los síntomas de la abstinencia asociados con dejar de fumar.

Una consideración importante para que la acupuntura dé resultado es el nivel de preparación y dedicación del paciente. Cuando se utiliza como parte de un programa para abandonar el tabaquismo, la acupuntura se encamina no solo a aliviar los síntomas inmediatos relacionados con los intentos de dejar el hábito de fumar, sino a compensar los desequilibrios que haya en el organismo. Con ese fin, los tratamientos de acupuntura siempre se utilizarán de forma holística, junto con hierbas medicinales chinas, modificaciones de la alimentación, terapia corporal y ejercicios para controlar la irritabilidad, el nerviosismo y las ansias asociadas con dejar de fumar, y para ayudar con la relajación y la desintoxicación. (Vea en el capítulo 9 un análisis más detallado sobre la acupuntura). El apéndice 1 contiene información que puede ayudarlo a encontrar un acupunturista cualificado.

Hierbas medicinales

Hay varias hierbas medicinales que tradicionalmente se considera que pueden servir para dejar de fumar. Ejercen diversos efectos que pueden facilitar el proceso. La mayoría de ellas pueden encontrarse en forma seca a granel, o en cápsulas o extracto líquido. Siga las instrucciones de la etiqueta. Si utiliza hierbas secas, hágalo solo para preparar té y nunca las fume como sustituto del tabaco. El apéndice 1 contiene información que le ayudará a encontrar un herbolario cualificado.

Lobelia *(Lobelia inflata):* La lobelia es una hierba muy potente que ayuda a calmar la mente y relajar el organismo. Ha ayudado a muchos a controlar su ansia de nicotina. También se ha dicho que tiene el efecto de hacer que los cigarrillos parezcan tener mal sabor. La lobelia no se recomienda para las mujeres embarazadas, o si están lactando, ni para personas hipertensas o propensas a desvanecimientos. Puede provocar náuseas y vómitos si se consume en exceso.

Hierba de San Juan *(Hypericum perforatum):* La hierba de San Juan, también conocida como hipérico o hipericina, es una de las hierbas medicinales mejor conocidas por su efecto de promover una actitud mental positiva, algo que todos solemos necesitar en las fases iniciales del proceso de dejar el cigarrillo. La hierba de San Juan puede tener interacciones potencialmente peligrosas con algunos medicamentos por receta. Consulte a su médico antes de consumir este remedio si está tomando antidepresivos, anticoagulantes, anticonceptivos orales, medicamentos anticonvulsivos, fármacos para tratar el VIH o prevenir el rechazo de un trasplante, o cualquier otro medicamento por receta. La hierba de San Juan no se recomienda para las mujeres que estén embarazadas, o si están lactando.

Cimicífuga *(Actaea racemosa,* antes denominada *Cimicifuga racemosa):* La cimicífuga se usa comúnmente por las mujeres como ayuda para mantenerse equilibradas durante el período menstrual. Sin embargo, también se sabe que es un sedante seguro que alivia el nerviosismo y la ansiedad, lo que la hace útil para la irritabilidad, la agitación y el nerviosismo asociados con los intentos de dejar el cigarrillo. Su consumo excesivo puede irritar el sistema nervioso y producir náuseas. La cimicífuga no se recomienda para las mujeres embarazadas o que lactan. Evítela si tiene algún problema del corazón, ya que en grandes dosis grandes puede provocar hipotensión. En dosis muy grandes (más de unos pocos gramos diarios) esta hierba puede ocasionar dolor abdominal, jaqueca y/o mareos.

Verbena azul *(Verbena hastata):* Se ha dicho que la verbena azul es un tranquilizante natural y, como tal, puede emplearse para calmar los nervios. También se puede utilizar para tratar el insomnio. No hay advertencias ni contraindicaciones conocidas con respecto a la verbena azul.

Menta gatuna *(Nepeta cataria):* La menta gatuna tiene un efecto muy lenitivo y calmante sobre el sistema digestivo y contribuye a aliviar la diarrea, la flatulencia, la indigestión, el malestar estomacal y la jaqueca. La menta gatuna también tiene propiedades antiespasmódicas que hacen que sea útil contra los cólicos abdominales y la tos crónica, y es buena para contrarrestar el insomnio. Las propiedades antibióticas y astringentes de esta hierba son además beneficiosas contra los resfriados y las infecciones bronquiales. No hay advertencias ni contraindicaciones conocidas con respecto a la menta gatuna.

Hisopo *(Hyssopus officinalis):* El hisopo se aborda más adelante en el libro por su capacidad de ayudar a despejar la congestión mucosa en los pulmones asociada con la EPOC. También se sabe que alivia la ansiedad e incluso la histeria que a veces se asocia con la abstinencia del cigarrillo. El hisopo no se recomienda durante el embarazo, ni para quienes padezcan de epilepsia o hipertensión arterial.

Ginseng coreano *(Panax ginseng):* El ginseng es una de las hierbas medicinales a que se hace referencia más adelante en el libro debido a su inmensa utilidad en el tratamiento de la EPOC, pero se menciona en esta sección porque también puede ser muy útil para dejar de fumar. Es una de las hierbas medicinales más populares del mundo por su efecto estimulante y porque ayuda al organismo a lidiar con el estrés. Esto hace que contribuya a aliviar la fatiga y la ansiedad que se derivan de los intentos de abandonar el tabaquismo. Se sabe que el ginseng ayuda a reestablecer el equilibrio de los sistemas del organismo humano, lo que puede ser útil para los fumadores mientras se adaptan a la ausencia de nicotina. Se ha utilizado para reducir el colesterol, equilibrar el metabolismo, aumentar los niveles de energía y estimular el sistema inmunológico. También ayuda a aumentar la oxigenación de las células y los tejidos, promueve la desintoxicación y estimula la regeneración de las células dañadas. Tomar más de las dosis recomendadas de ginseng a la hora de dormir puede provocar insomnio.

Agripalma *(Leonurus cardiaca):* La agripalma suele utilizarse para problemas del corazón y/o la circulación, o para tratar afecciones menstruales y uterinas. No obstante, también tiene propiedades que le permiten actuar como sedante, pues induce a la tranquilidad en momentos de ansiedad asociada con los intentos de dejar el cigarrillo. La agripalma no se recomienda durante el embarazo ni a mujeres que tengan pérdidas menstruales excesivas.

Paja o semilla de avena *(Avena sativa):* En la medicina popular, la avena se utilizaba para tratar el agotamiento nervioso, el insomnio y la debilidad de los nervios. Una tintura de las puntas verdes de la avena se usaba también para ayudar con la abstinencia de la adicción al tabaco. La avena se usaba con frecuencia en baños para tratar el insomnio y la ansiedad. Es uno de los mejores remedios para el estrés, la debilidad y el agotamiento de los nervios, sobre todo cuando se asocian con la depresión (una aflicción común de quienes han dejado de fumar recientemente). No hay advertencias ni contraindicaciones conocidas con respecto a la avena.

Menta *(Mentha piperita):* Es bueno tener la menta a mano para tratar las molestias digestivas, la ansiedad y la tensión relacionadas con los intentos de dejar de fumar. Tiene un efecto relajante sobre los músculos del sistema digestivo, combate la flatulencia y estimula el flujo de bilis y otros jugos digestivos. El aceite volátil que contiene la menta tiene un leve efecto anestésico sobre las paredes del estómago, lo que contribuye a aliviar la sensación de náusea. Cuando las jaquecas se asocian con la digestión, la menta puede ayudar. La menta también relaja la ansiedad y la tensión. No tiene advertencias ni contraindicaciones conocidas.

Escutelaria *(Scutellaria lateriflora):* La escutelaria contiene compuestos botánicos que ayudan al cerebro a producir más endorfinas (sustancias químicas naturales que promueven la sensación de bienestar) lo que se cree que favorece al mismo tiempo la atención y la serenidad. La escutelaria relaja la tensión nerviosa, y renueva y reactiva el sistema nervioso central. Se ha utilizado tradicionalmente en combinación con la valeriana (ver más abajo) como sedante leve contra la ansiedad. La escutelaria también ayuda a dormir, mejora la circulación, fortalece el corazón y alivia los calambres musculares, el dolor, los espasmos y el estrés. Es útil en el tratamiento de la ansiedad, la fatiga, las enfermedades cardiovasculares, la jaqueca, la hiperactividad y el nerviosismo y ha mostrado potencial en el tratamiento de la drogadicción. La escutelaria no se recomienda durante el embarazo o la lactancia.

Olmo rojo *(Ulmus rubra):* El olmo rojo es rico en nutrientes y fácil de digerir, por lo que es un excelente alimento cuando hay malestar estomacal, síntoma que a veces acompaña a los intentos de dejar de fumar. Puede prepararse en forma de papilla (como la crema de avena). Tiene el efecto de expulsar las impurezas y toxinas del organismo, lo que promueve la sanación de todo el organismo. El efecto de recubrimiento del olmo rojo también calma los tejidos irritados de los intestinos, el colon y las úlceras estomacales, por lo que es una de las hierbas más útiles para los problemas digestivos que pueden acompañar a los intentos de abandonar el tabaquismo. No hay advertencias ni contraindicaciones conocidas con respecto al olmo rojo.

Valeriana *(Valeriana officinalis):* La raíz de valeriana es una de las principales hierbas sedantes que se utilizan para ayudar a las personas que padecen de ansiedad, estrés o insomnio. La valeriana también actúa como relajante muscular. Desde hace siglos se ha utilizado comúnmente para tratar el insomnio y los padecimientos nerviosos. Fue muy popular como sedante en Estados Unidos hasta que surgieron los fármacos de la era posterior a la Segunda Guerra Mundial. Los estudios clínicos han demostrado que la raíz de valeriana mejora significativamente la calidad del sueño sin producir modorra matutina. Algunos investigadores la han comparado con medicamentos como el Valium. Pero la valeriana es un sedante mucho más leve y seguro, y no es adictiva ni produce dependencia. Es definitivamente una de las hierbas medicinales que se pueden utilizar para lidiar con los problemas del insomnio, la agitación y la ansiedad relacionados con los intentos de abandonar el tabaquismo. La valeriana no se recomienda durante el embarazo, o en casos de hipotensión o hipoglucemia.

Se ha indicado que una preparación en la que se combinan extractos líquidos de semilla de avena (50 por ciento), raíz de regaliz (25 por ciento) y lobelia (25 por ciento) es particularmente útil para superar la adicción al tabaco. La raíz de regaliz se agrega para ayudar a limpiar los pulmones y promover la función de las glándulas suprarrenales.

Hipnosis

Muchos fumadores se han valido de esta técnica para abandonar el hábito. Fumar es una adicción psicológica y fisiológica. Las investigaciones nos dicen que el organismo humano elimina la mayor parte de la nicotina al cabo de unos días de dejar de fumar, lo que esencialmente pone fin al componente fisiológico de la adicción. Pero el componente psicológico es el que sigue avivando el deseo de fumar. Como ya se ha dicho, el consumo de cigarrillos se entrelaza con cada aspecto de la vida. A fin de vencer el componente psicológico, hay muchas conductas y asociaciones mentales que deben ser desaprendidas y sustituidas por conductas y asociaciones mentales sanas.

La hipnosis es una herramienta excelente en ese proceso. Mediante sesiones de hipnosis, el terapeuta le ayudará a cambiar su motivación subconsciente de fumar y, al hacerlo, cambiará los hábitos y asociaciones mentales en que se basa el componente psicológico de su comportamiento con el cigarrillo. Asegúrese de hallar a un hipnoterapeuta que tenga experiencia en ayudar a las personas a dejar de fumar. El apéndice 1 contiene información que puede ayudarlo a encontrar a un hipnoterapeuta cualificado.

Goma de mascar y parches de nicotina

La terapia de reemplazo de la nicotina emplea varios métodos para administrar nicotina, con el propósito de sustituir la nicotina que se obtenía del consumo de cigarrillos u otras formas de tabaquismo sin las devastadoras consecuencias de dichos hábitos para los pulmones y el organismo. Estos productos ayudan en los intentos de abandonar el hábito de fumar porque reducen los síntomas de abstinencia y las ansias provocadas por la ausencia de nicotina proveniente de los cigarrillos. La terapia de reemplazo permite a las personas independizarse de la nicotina más gradualmente.

Las formas más comunes de terapia de reemplazo son los parches y la goma de mascar de nicotina. La terapia se considera útil y beneficiosa para los fumadores que están seriamente decididos a abandonar el hábito. Al poderse obtener los parches y la goma de mascar de nicotina sin necesidad de receta médica, estas dos formas de ayuda para abandonar el tabaquismo han ganado popularidad. Téngase en cuenta que, si bien los parches y la goma de mascar de nicotina pueden contribuir a aliviar el ansia física de nicotina, dejar el hábito de todos modos requerirá un enorme esfuerzo y gran voluntad.

Programas y grupos de apoyo para dejar de fumar

Hay muchos programas disponibles (sobre todo en Estados Unidos) para ayudar a las personas a abandonar el cigarrillo. A continuación se incluye una pequeña muestra del tipo de programas y recursos que se pueden seleccionar. Animo al lector a que explore las diversas opciones y enfoques para dejar de fumar y luego seleccione el que mejor se corresponda con sus necesidades y preferencias.

NICOTINE SOLUTIONS

Este programa para dejar de fumar, que existe desde 1978, afirma que ha ayudado a miles de personas a aprender a abandonar permanentemente el hábito. El programa *Nicotine Solutions* fue concebido para poner fin a la adicción al cigarrillo de manera gradual, pues permite que el participante siga fumando al comienzo del plan. Se basa en la idea de que no sería necesario dejarlo de golpe ni soportar los síntomas de abstinencia. En lugar de ello, uno aprende a *dejar que el hábito desaparezca por indiferencia*. El programa de ocho semanas le permite avanzar paso a paso en el proceso de dejar el hábito de fumar, con un enfoque multifacético que le enseña a desintoxicarse, lidiar con el estrés y las emociones sin echar mano de un cigarrillo y regular el nivel de glucosa en la sangre. El participante aprende a utilizar una técnica de respiración en lugar del hábito de fumar para sentir el mismo estímulo que produce el cigarrillo. El programa también le ofrece las herramientas necesarias para ayudarle a no aumentar de peso. Se incluye un año completo de seguimiento y apoyo en grupo por parte de su instructor y egresados del programa para asegurarse de que el resultado no sea solo temporal.

Nicotine Solutions radica en 2394 Mariner Square Drive #124, Alameda, CA 94501-1023 (Estados Unidos). Se le puede contactar en el teléfono (866) 735-3580 o a través del sitio web *www.nicotinesolutions.com*.

NICOTINE ANONYMOUS

La organización sin fines de lucro *Nicotine Anonymous* utiliza una versión adaptada del programa de doce pasos de Alcohólicos Anónimos (AA) para ayudar a personas decididas a abstenerse de consumir cualquier tipo de nicotina. El apoyo y la recuperación en grupo son componentes esenciales de este programa. Al igual que AA, ofrece reuniones de grupo en que las personas se ayudan entre sí para vivir sin nicotina. *Nicotine Anonymous* acoge a todos los que están buscando liberarse de esa adicción, incluidos los usuarios de otros programas para abandonar el tabaquismo y métodos para contrarrestar el efecto de la abstinencia. Para obtener más información o conocer las localidades cercanas donde se realizan los encuentros, llame al (415) 750-0328 (en Estados Unidos), o visite el sitio web *www.nicotine-anonymous.org*.

FUNDACIÓN MÉDICA DE PALO ALTO

En varios lugares del norte de California, la Fundación Médica de Palo Alto (*Palo Alto Medical Foundation*) ofrece un programa en grupo de ocho sesiones que emplea un enfoque de cambio positivo de conducta para dejar de fumar. Los participantes aprenderán a elaborar una estrategia para dejar el cigarrillo, lidiar con los síntomas de la recuperación, manejar el estrés mediante la relajación, controlar el peso y desarrollar técnicas de reafirmación personal. Estos programas se ofrecen con la participación de la Asociación Estadounidense del Pulmón y varios departamentos de salud de distintas localidades de Estados Unidos. Para obtener más información, llame al (408) 523-3222 (en Estados Unidos).

ASOCIACIÓN ESTADOUNIDENSE DEL PULMÓN

La Asociación Estadounidense del Pulmón ofrece en Internet un programa gratuito para abandonar el tabaquismo, consistente en siete módulos que lo guían en el proceso de dejar de fumar. Visite el sitio web *www.lungusa.org* y pulse sobre el enlace *Freedom From Smoking* para ver un avance del programa (en inglés).

EL "GRAN DÍA DE NO FUMAR"

El tercer jueves de noviembre de cada año, la Sociedad Estadounidense contra el Cáncer (*American Cancer Society*) organiza el "Gran Día de No Fumar" (*Great American Smokeout®*). Se reta a los fumadores a dejar de fumar al menos durante ese día, con la esperanza de que tomen la decisión de abandonar el hábito para siempre. En muchas comunidades, voluntarios locales dan publicidad al evento y brindan apoyo a los fumadores en su intento de dejar de fumar. Para obtener más información sobre el *Great American Smokeout®* u obtener ayuda en su localidad, llame al (800) ACS-2345 (en Estados Unidos).

PROGRAMAS EN LOS HOSPITALES

Muchos hospitales estadounidenses organizan con regularidad programas para abandonar el tabaquismo. Los tipos de programas varían de un sitio a otro. Contacte su hospital local para obtener información sobre sus programas a este respecto.

Si no puede asistir a las reuniones de los programas o prefiere participar en programas en línea o grupos de apoyo, le recomiendo visitar los siguientes sitios web:

www.whyquit.com/freedom.html
www.quitsmoking.about.com/mpboards.htm
www.quitsmokingsupport.com/
www.smoking-cessation.org/

Nota acerca de la homeopatía

No existe ningún remedio homeopático específico para dejar de fumar, pero un homeópata cualificado puede ser de gran ayuda en la elección de un remedio útil para lograr sus metas de sanación integral, entre las que se encuentra abandonar el tabaquismo. En la sección del capítulo 7 sobre la homeopatía encontrará un examen de los principios básicos de esa disciplina. El apéndice 1 contiene información que le ayudará a encontrar un homeópata cualificado.

Además de los métodos antes descritos para dejar de fumar, destinados en específico a ayudarle a controlar el ansia física del cigarrillo, muchas otras técnicas pueden ayudar a vencer la adicción psicológica. El yoga, por ejemplo, que se aborda en diferentes partes del libro como método para lidiar con los problemas respiratorios relacionados con la EPOC, es también una herramienta muy útil para dejar de fumar porque lo ayuda a reentrenar su proceso de respiración y a relajarse. Seguir algún programa de ejercicios es extremadamente útil porque mejora la forma física, lo que le hará verse y sentirse mejor, y cambiará su enfoque psicológico del deterioro por una imagen saludable. Algo tan simple como aumentar su ingesta de agua, que se aborda varias veces en el libro como un medio importante para ayudar con las secreciones mucosas relacionadas con la EPOC, también ayudará a su organismo a limpiarse de las toxinas que ha acumulado con el consumo de tabaco. Las aserciones positivas y la autorreafirmación positiva continua (teniendo siempre presentes sus metas) le permitirán mantenerse mentalmente centrado en sus intentos de dejar de fumar. Para lograr lo que se propone, tiene que ser muy proactivo, consciente de sí mismo y centrado en lo que desea lograr: dejar de fumar para siempre.

LO QUE SUCEDERÁ CUANDO DEJE DE FUMAR

Cuando uno va a asumir una tarea difícil, saber lo que tendrá por delante puede ayudarlo a prepararse y reunir fuerzas para hacer frente a los obstáculos que deberá enfrentar. A continuación se describen algunas dolencias y síntomas que experimentan los fumadores cuando hacen los primeros intentos de abandonar el tabaquismo. Algunos de estos problemas se relacionan con la adicción física y otros, con la psicológica. Pueden ser particularmente intensos en los primeros días o semanas, pero se atenuarán con el tiempo. Sobre cada uno de los problemas descritos, ofrezco sugerencias de cómo combatirlo y mantener su decisión de dejar de fumar.

1. **Ansia de fumar un cigarrillo:** Es provocada por la abstinencia de la nicotina. Cuando esto suceda, espere a que pase el ansia, ya que solo durará unos pocos minutos. Salga a caminar un poco o haga algún otro tipo de ejercicio. Es importante distraerse, respirar hondo y tomar agua.

2. **Agitación/irritabilidad:** Ocurre porque su organismo ansía nicotina. Cuando esto suceda, haga una breve caminata y/o tome un baño o ducha caliente y practique técnicas de relajación (respiración profunda, meditación y yoga, por ejemplo).

3. **Disminución de la capacidad de enfocarse o concentrarse:** Sucede porque el organismo necesita tiempo para ajustarse a no recibir el estímulo constante de la nicotina. Si es posible, reduzca su carga de trabajo. Tome las cosas con más ligereza y evite el estrés, al menos durante las dos primeras semanas después de haber dejado de fumar.

4. **Problemas de sueño:** No poder dormir muy bien se debe a que la nicotina afecta la función de las ondas cerebrales y los patrones de sueño. Hasta que esto se resuelva de manera natural, evite tomar cafeína después de las 6 p.m. y utilice técnicas de relajación antes de acostarse.

5. **Fatiga:** Es probable que se sienta cansado más a menudo porque

el organismo está acostumbrado a funcionar con un estimulante que ya no se le está suministrando. Tome siestas y no haga muchos esfuerzos hasta que se haya restablecido la química de su organismo.

6. **Jaqueca:** Seguramente sus dolores de cabeza se deben a que el cerebro ha sido privado de la nicotina a la que estaba acostumbrado. Es uno de los síntomas comunes de la abstinencia. Lo puede resolver haciendo ejercicios de respiración profunda, tomando un baño o ducha caliente, poniéndose compresas frías en la frente o consumiendo una preparación herbal de corteza de sauce blanco (siga las instrucciones de la etiqueta).

7. **Hambre:** A menudo el hambre se confunde con el ansia de fumar un cigarrillo, aunque es cierto que está relacionada con ese deseo. Como esto puede ocurrir con frecuencia, es bueno tomar agua u otro tipo de bebida baja en calorías y calmar el deseo con meriendas de bajo contenido de calorías.

8. **Dolor abdominal, gases, estreñimiento:** El movimiento de los intestinos se hará más lento durante un tiempo después de dejar de fumar, porque estaban acostumbrados al estímulo de la nicotina. Tome mucho líquido y aumente la cantidad de fibra en su dieta comiendo más frutas, vegetales y granos enteros.

9. **Mareos:** Probablemente se deben a que el organismo recibe ahora más oxígeno que antes. El organismo tendrá que ajustarse a recibir la cantidad de oxígeno que siempre debió recibir. Muévase con precaución y cambie de posición lentamente.

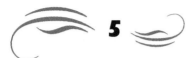

Terapia dietética

Para aprovechar al máximo las opciones de naturopatía en cuanto al tratamiento de la EPOC, lo más probable es que tenga que hacer cambios radicales en su dieta. Después de dejar el cigarrillo, las consideraciones dietéticas son definitivamente el elemento más importante de la sanación natural de su EPOC. Si no cambia su alimentación, cualquier otra cosa que haga será mucho menos eficaz. El cambio de alimentación es la base de un enfoque terapéutico global cuyo propósito es promover la salud y minimizar las exacerbaciones que a menudo ocurren en la EPOC.

La ventaja de las terapias de nutrición y otras terapias naturales en comparación con los tratamientos convencionales es que no solo tratan los síntomas, sino que reducen la inflamación, sanan los tejidos dañados, restauran el equilibrio bioquímico y, en general, corrigen problemas a un nivel fundamental. Todavía no existe ningún tratamiento que restablezca por completo los tabiques interalveolares ni los alveolos que quedan destruidos en el caso del enfisema. Tampoco existe ningún método para restablecer las paredes bronquiales que se han dilatado permanentemente a causa de la bronquiectasia. Sin embargo, las terapias nutricionales y otras terapias naturales ofrecen muchas formas de evitar una mayor destrucción y fortalecer el tejido pulmonar que aún no se ha dañado.

En lo que se refiere a la EPOC el uso del término *dieta* implica un cambio total y permanente en la forma de comer durante el resto de su vida. Cambiar para siempre la forma de comer puede ser uno de los pasos más difíciles de dar. Sin embargo, al comprobar hasta qué punto ese cambio contribuye a reducir la severidad de sus síntomas de EPOC, llegará a aceptar los cambios de la dieta como forma de mejorar su calidad de vida.

Las personas que padecen de EPOC gastan muchas calorías en la respiración. Los procedimientos dietéticos que aquí se indican le permitirán obtener todas las calorías que necesita. Dado que a las personas que tienen padecimientos pulmonares crónicos a veces les resulta más difícil respirar mientras mastican, tal vez sea mejor que haga de cinco a seis comidas un poco más pequeñas y no tres comidas al día como se acostumbra. Al comer poco y masticar menos, pero con más frecuencia, tal vez le sea más fácil ingerir lo suficiente para obtener las calorías que necesita y evitar la falta de aire que puede estar asociada con las grandes comidas.

EL PAPEL DE LA NUTRICIÓN EN LA SALUD Y LA SANACIÓN

La investigación científica en el campo de la bioquímica nutricional sigue revelando nuevos detalles sobre el papel de los nutrientes en el metabolismo humano. En la actualidad no solo comprendemos mejor la relación entre la nutrición y la salud, sino que sabemos más sobre cómo las terapias nutricionales ayudan a prevenir y erradicar las enfermedades.

Es sabido que debemos "comer bien" para mantener la buena salud, pero a pocos estadounidenses se les ha enseñado lo que significa alimentarse con una dieta verdaderamente sana. Las consecuencias de los malos hábitos de alimentación se ven por todas partes. Las enfermedades cardíacas, la obesidad, el cáncer y la diabetes tipo 2 son solo algunos de los problemas de salud que guardan una relación directa con la dieta estadounidense típica.

La causa de la EPOC no es la mala dieta, pero sin duda la severidad de sus síntomas está influenciada por el tipo de alimentos que consumimos. La dieta estadounidense típica de comidas rápidas y alimentos empacados del supermercado tiene mucha grasa y poca fibra, está llena de sustancias químicas peligrosas y no incluye cantidades significativas de sustancias de origen vegetal. Las investigaciones indican que comer de esa manera contribuye a la inflamación y otras consecuencias para la salud que pueden desencadenar enfermedades crónicas. Está claro que exacerban los problemas de inflamación que ya tienen las personas que padecen de EPOC.

Muchos de los alimentos que más nos gustan están llenos de sustancias que contribuyen significativamente a la inflamación y aumentan la toxicidad del organismo, lo que debilita el sistema inmunológico e impone mayor estrés sobre el hígado y los riñones. Muchas de esas comidas también tienen un alto contenido de grasas saturadas y un bajo contenido de fibra, combinación que también hace

Unas palabras acerca de la medicina ortomolecular

Los médicos ortomoleculares se basan en el concepto de la individualidad bioquímica. Consideran que la cantidad de nutrientes que se requiere para mantener una salud óptima varía según las necesidades bioquímicas particulares de cada persona. Tal vez el lector esté más familiarizado con el concepto de nutrición basado en los cuatro grupos de nutrientes, la pirámide alimentaria o las dosis diarias recomendadas de vitaminas y minerales. Si bien esas dosis pueden ser adecuadas para prevenir muchas enfermedades causadas por la carencia de nutrientes, la ciencia demuestra que los requisitos nutricionales de cada persona son ciertamente únicos y específicos.

La medicina ortomolecular se vale de un amplio espectro de estudios de diagnóstico para determinar la situación nutricional del paciente. Mediante dichos exámenes, los médicos ortomoleculares pueden valorar las necesidades nutricionales de cada persona en específico. Los exámenes pueden revelar también las deficiencias nutricionales que podrían dar lugar a problemas de salud en el futuro. En el apéndice 2 se explica cómo obtener mayor información sobre la medicina ortomolecular.

aumentar significativamente su riesgo de enfermedad cardiovascular. Además, como la "dieta típica estadounidense" realmente no incluye una cantidad apreciable de hortalizas ni frutas frescas, no le aporta al organismo los nutrientes vitales que necesita para el buen metabolismo, la reparación y reconstrucción de tejidos y el fortalecimiento de los mecanismos de defensa. En cambio, cuando proveemos al organismo alimentos enteros frescos, podemos lograr un efecto sustancial sobre los síntomas de EPOC y la salud en general.

La realidad es que lo que comemos cotidianamente (hamburguesas, pizzas, frituras, comidas calentadas con microondas, alimentos procesados que vienen en cajas o latas, bebidas azucaradas) se debería consumir muy de vez en cuando. En este capítulo obtendrá información sobre cómo comer correctamente, que no solo será útil para combatir los problemas de la EPOC, sino para obtener el máximo beneficio que le ayude a mantener una vida sana.

CÓMO LO AYUDA EL CAMBIO DE LA DIETA

Al cambiar la forma de comer, no solo influirá en sus síntomas de EPOC, sino que ayudará al organismo a restaurar su salud en general. Los protocolos nutricionales que aquí se explican, en conjunto, ayudan al organismo a sanarse por sí mismo. Aunque algunos de los cambios de alimentación están dirigidos a la disminución de síntomas específicos, la meta principal es ayudar al organismo a detener o incluso revertir los procesos que han dado lugar a los síntomas, mediante la reconstrucción y restablecimiento de su salud general.

Reducir la inflamación y la secreción mucosa, así como prevenir las infecciones, son ámbitos en los que las terapias nutricionales pueden ayudar a las personas que padecen de EPOC. Dado que la inflamación es un elemento esencial de muchos de los problemas vinculados con la EPOC, la solución del problema subyacente de la inflamación crónica puede facilitar mucho más el alivio o la eliminación de muchos de los otros problemas asociados con la EPOC.

LA IMPORTANCIA DE LA DESINTOXICACIÓN

Para que las terapias alimentarias, los suplementos nutricionales y la medicina herbaria surtan el máximo efecto sobre el organismo, es necesario un entorno limpio y no tóxico. El proceso de desintoxicación ayuda al organismo a liberarse por sí mismo de toxinas y residuos que pueden entorpecer el funcionamiento óptimo de los órganos, tejidos y células.

La desintoxicación se logra mediante dos métodos. El primero se concentra en limpiar los intestinos a fin de garantizar que las condiciones del colon sean óptimas para su funcionamiento adecuado y eficiente. El segundo implica ayudar al hígado (el principal órgano de desintoxicación) a liberar al organismo de las toxinas acumuladas. (La clorofila y la clorofilina son suplementos dietéticos que pueden contribuir a ese proceso; en el capítulo 6 se ofrece más información sobre esos suplementos).

Limpieza intestinal

El procedimiento de limpiar los intestinos implica eliminar los desechos adheridos para prevenir problemas sistémicos que pueden surgir debido a su acumulación. Este tipo de desintoxicación se logra fundamentalmente con el uso de enemas especiales que limpian el colon, así como con cantidades suficientes de fibra en la alimentación y/o el consumo de suplementos de fibra como el psilio. El paso de la fibra dietética por el colon ayuda a prevenir que los desechos se acumulen allí.

Una digestión incorrecta hace que los residuos sin digerir permanezcan en los intestinos, lo que impedirá la absorción adecuada de los nutrientes que ingerimos como parte del tratamiento de la EPOC. Por eso es importante desintoxicar el sistema digestivo y los intestinos para asegurarnos de obtener la máxima absorción y eficacia de los protocolos nutricionales que utilizamos. Con ese fin, es necesario asegurarse de consumir suficientes cantidades de fibra. Además, el psilio es uno de los mejores suplementos de fibra disponibles para mantener la regularidad intestinal. La fibra dietética solo se encuentra en alimentos de origen vegetal: frutas, vegetales, nueces y granos. Estas son algunas de las mejores fuentes de fibra dietética: lentejas, frijoles negros, frijoles de lima, guisantes, alcachofa, coles de Bruselas, peras, higos secos, manzanas, arándanos, hojuelas de salvado y avena.

Como se describe en este capítulo, el hecho de incorporar alimentos crudos y jugos en su alimentación diaria contribuirá grandemente a la desintoxicación de su sistema digestivo y de todo su organismo. También puede resultarle beneficioso iniciar la limpieza de los intestinos con un procedimiento de irrigación del colon realizado por un especialista que posea las certificaciones necesarias. En esencia, se trata de un enema de alta tecnología que tiene que hacerse en el consultorio médico y es muy eficaz para limpiar los intestinos de desechos tóxicos. Si esto no le es posible, como segunda opción le recomiendo enemas una vez por semana.

Ayudar al hígado

El otro método de desintoxicación tiene el objetivo de ayudar al organismo, y al hígado en particular, a liberarse de la acumulación de toxinas en los tejidos. Dicha acumulación ocurre debido a la ingesta de sustancias químicas dañinas en los alimentos, la inhalación del humo de cigarrillos y otros contaminantes, el consumo de bebidas que contengan sustancias químicas dañinas y el consumo de drogas o medicamentos. Para el hígado, todas esas sustancias son toxinas.

Como parte del sistema digestivo, el hígado es el órgano principal de desintoxicación. Metaboliza (descompone) las toxinas para que puedan ser eliminadas. Todas las toxinas de los alimentos que comemos, el agua que bebemos y el aire que respiramos se metabolizan y descomponen en el hígado. Desde el humo de tabaco hasta los medicamentos con o sin receta médica deben ser procesados por el hígado antes de que podamos eliminarlos del organismo.

Una vez que el organismo descompone las toxinas en el hígado, elimina los desechos a través de los intestinos (en forma de heces fecales), los riñones (en la orina) y, en menor grado, los pulmones (a través de la respiración) y la piel (con el sudor). Los cigarrillos, otras toxinas y una alimentación deficiente en nutrientes son fuentes de estrés para el hígado y otros órganos. Si sobrecargamos el hígado, tal vez no sea capaz de desintoxicar adecuadamente el organismo. Además, si los intestinos no funcionan correctamente, tendremos dificultades con la absorción de nutrientes, lo que ocasionará otros problemas.

El agua es fundamental para el proceso de desintoxicación. Es un ingrediente esencial que el hígado necesita para desempeñar su papel en el proceso de desintoxicación y también se necesita para limpiar todo el sistema. El agua actúa como disolvente del sinnúmero de sustancias químicas que deben procesarse y eliminarse y es el componente principal de la orina, el medio por el que se eliminan muchas toxinas del organismo. El hígado es el órgano que más trabaja en el proceso de desintoxicación. Allí es donde se producen las reacciones químicas que solubilizan los residuos del metabolismo y otras toxinas. Sin agua, nada de esto es posible. Así pues, para que el proceso de desintoxicación funcione eficientemente, se requiere el funcionamiento óptimo del hígado, además de tomar mucha agua.

Si se le ha diagnosticado EPOC, está claro que debe dar al hígado alguna atención y apoyo adicional. Para ayudar a ese órgano a funcionar eficientemente, es buena idea tomar suplementos de factores lipotrópicos y semilla de cardo mariano. El capítulo 6 contiene más información sobre esos suplementos dietéticos.

Ayunos

El ayuno suele utilizarse como parte del proceso de desintoxicación. No obstante, se debe insistir en tener precaución extrema con los ayunos en el caso de personas que padecen de enfisema u otras formas de EPOC. Según cuál sea su padecimiento, es muy posible que su salud esté demasiado frágil como para ayunar de manera segura. Si de todas formas quiere incorporar el ayuno como parte de un protocolo de desintoxicación, no lo haga sin el asesoramiento y la supervisión directa de su médico.

Suelo recomendar un ayuno de diez días, combinado con el consumo de agua y jugos. Durante los tres primeros días, la persona no toma más que agua destilada y pura. Luego pasa a un ayuno de siete días con solo jugos frescos (aunque también debe seguir consumiendo agua). Puede incluir suplementos de cardo mariano y factores lipotrópicos para ayudar al hígado. Entonces se comienza lentamente a reintroducir alimentos sólidos (frutas frescas y vegetales crudos o poco cocidos). Luego se pasa a alimentos más sustanciosos que sean adecuados para las particularidades de cada persona.

Al eliminar durante diez días el consumo de todo menos agua, jugos frescos y hierbas medicinales de apoyo al hígado, el organismo se toma un descanso y se le da la oportunidad de recuperarse mediante la eliminación de toda la basura que probablemente habrá acumulado. Si no puede ayunar, y según cuáles sean sus necesidades particulares, pueden utilizarse diversos tipos de dietas de desintoxicación. Consulte a su profesional de la salud.

EL USO MEDICINAL DE LOS ALIMENTOS PARA TRATAR LA EPOC

Esta sí es la hora de la verdad. Cambiar su manera de comer quizás le resulte más difícil que tomar medicamentos o incluso hierbas medicinales y otros suplementos dietéticos. No obstante, es esencial que haga los cambios dietéticos necesarios si quiere que su salud mejore a un nivel fundamental.

Tal vez necesite tomarse su tiempo para adaptarse a esta nueva manera de comer. Sin embargo, es importante recordar que mientras más siga las estrategias de alimentación aquí descritas, mejores resultados obtendrá. Si aplica concienzudamente las orientaciones aquí expuestas (lo que significa hacerlo a diario durante el resto de su vida) verá que sus problemas con la EPOC serán mucho más fáciles de sobrellevar.

ALIMENTOS QUE SE DEBEN EVITAR

Determinados alimentos promueven la inflamación y la secreción de mucosidad. Si evita consumirlos, ello puede contribuir a aliviar esos problemas y aplacar la broncoconstricción. Al reducir el moco bronquial y la inflamación, se obtendrá un aumento de la capacidad respiratoria y una menor propensión a las infecciones. Todos esos problemas asociados con la EPOC pueden tratarse con eficacia si se tienen siempre en cuenta las restricciones dietéticas que se describen a continuación.

Alimentos de origen animal que se deben evitar

Es sabido que las carnes rojas y los productos lácteos contribuyen a la formación de secreciones mucosas. Al eliminarlos de su dieta, reducirá la producción de mucosidad no solo en los pulmones, sino en los intestinos, los senos paranasales y la cavidad nasal. Sin embargo, quizás el resultado más radical de eliminar esos alimentos de origen animal de su dieta es el efecto antiinflamatorio que verá. Simplemente con excluirlos obtendrá resultados semejantes a los de los fármacos esteroideos que tal vez ya conozca, sin los efectos secundarios que estos provocan tan a menudo. Eso se debe a que los alimentos de origen animal son la fuente principal del ácido araquidónico que el organismo puede utilizar para producir sustancias químicas proinflamatorias, como los leucotrienos de la serie 4 y las prostaglandinas de la serie 2.

Las personas que padecen de EPOC deberían evitar la carne roja, el hígado, los sesos, la piel del pollo, los mariscos, las yemas de huevo y todos los productos lácteos, en particular la leche, el queso, la mantequilla y cualquier otro alimento que contenga materia grasa. La eliminación de esos alimentos de origen animal de la dieta juega un importante papel en la reducción de las secreciones, la inflamación y la broncoconstricción. Si deja de comerlos, habrá eliminado las fuentes de ácido araquidónico de su dieta. Cuando su cuerpo lo necesite, aún podrá producirlo a partir del ácido linoleico. Sin embargo, en términos generales, si deja de ingerir alimentos de origen animal que son la fuente principal de ácido araquidónico del organismo, producirá cantidades mucho menores de leucotrieno B_4. En consecuencia, reducirá la respuesta inflamatoria en las paredes bronquiales.

Los lactantes necesitan el ácido araquidónico para el desarrollo del cerebro y las madres que lactan les proporcionan esa sustancia a través de la leche materna. Las madres no tienen que consumir productos animales para generar el ácido araquidónico que necesitan los niños, siempre que consuman suficientes vegetales que contengan ácido linoleico. Aparte de estos casos, no hay consecuencias negativas al eliminar de la dieta esos alimentos particulares de origen animal.

La harina blanca y otros productos que contienen gluten

Entre los productos de harina blanca se encuentran el pan blanco, las pastas y muchos cereales. Una vez más, el problema es la producción de moco bronquial. De entrada, los productos de harina blanca no son una buena elección como alimento. Cuando se les procesa y se someten a blanqueo químico, se les despoja de nutrientes y se les introducen residuos tóxicos. La harina blanca contiene aloxano (un aditivo químico que se utiliza en su elaboración), sustancia que se ha demostrado que destruye las células beta del páncreas, lo que promueve en gran medida la diabetes. El aloxano también es tóxico para el hígado y los riñones. Además, como el trigo contribuye a la formación de mucosidad en general debido al gluten que contiene, es una opción aun peor para los pacientes de EPOC.

Lea con cuidado las etiquetas de los alimentos procesados, ya que muchos contienen gluten en los aditivos o conservantes. Por ejemplo, las plantas procesadoras suelen añadir harina de trigo a otros productos, como la avena. Entre las alternativas buenas y seguras a los alimentos que contienen gluten se encuentran las nueces, semillas, granos integrales distintos del trigo y productos hechos con harina de amaranto, mijo, maíz, arroz integral y quinua. Las pastas de harina derivada de amaranto, arroz integral o quinua son excelentes alternativas a la pasta común de harina blanca que se hace con sémola y a la que se hace con harina de trigo integral.

La sal

El exceso de sodio en el torrente sanguíneo (debido al consumo de sal) no solo puede elevar la tensión arterial, sino que reduce la cantidad de agua presente en los tejidos de los bronquios y bronquiolos, con lo que el moco bronquial del tracto respiratorio se vuelve más espeso y viscoso.

Una mayor concentración de sodio en la sangre hace que el agua se expulse de los tejidos hacia la sangre para poder reducir la concentración de sal. La sal excesiva también promueve la elevación de los niveles de histamina, que estimula más aun el proceso inflamatorio.

Las frituras

Evite todos los alimentos fritos de alto contenido de grasa, en particular los que se hayan freído en aceite abundante o con un alto contenido de grasas parcialmente hidrogenadas (conocidas como "grasas trans"). Las frituras no son sanas por muchas razones, entre ellas porque contribuyen a la formación de mucosidad y a la inflamación de las paredes bronquiales. Algunos ejemplos de alimentos fritos que no se deberían comer son las papas fritas a la francesa y el pollo frito rebozado. Una mejor alternativa es el pollo orgánico sin piel, salteado ligeramente con algunas hierbas medicinales, especias, limón y ajo en aceite de oliva.

Los alimentos procesados y el azúcar refinada

Los alimentos procesados y la comida chatarra (la mayor parte de los cuales suelen venir envasados en cajas o latas) son muy perniciosos para la salud. Pierden nutrientes valiosos durante el proceso de elaboración y están llenos de aditivos e ingredientes artificiales, que son tóxicos para el organismo y contribuyen a la inflamación, las secreciones mucosas y el debilitamiento del sistema inmunológico. Los alimentos de alto contenido de sal y azúcar refinada, entre ellos los caramelos, las gaseosas y las meriendas, pueden ser sabrosos, pero todos agravan los síntomas de la EPOC. Es importante leer las etiquetas con mucho detenimiento y evitar el azúcar refinada y los ingredientes artificiales. También hay que evitar los edulcorantes artificiales que existen en la actualidad. Si necesita algo para endulzar, utilice cantidades moderadas de miel.

En conclusión, promuevo una dieta de alimentos frescos e integrales, lo que significa que debe consumir alimentos no elaborados, que estén lo más cercanos posible a su estado natural. En general, mientras más procesados estén, menos nutritivos serán. Los alimentos en su estado natural contienen los niveles más altos de vitaminas, minerales y nutrientes y no vienen con aditivos dañinos para la salud. Idealmente, uno debería ir al mercado casi todos los días para buscar frutas frescas, vegetales, carne de ave y pescado.

Bebidas que se deberían evitar

El café, el té negro y el alcohol tienen un gran efecto deshidratante, por lo que son nocivos para la salud. A pesar de ello, la cafeína contenida en el café es un broncodilatador eficaz y puede emplearse para relajar los pasajes bronquiales y facilitar la respiración. El uso de la cafeína con esos fines debe limitarse a lo absolutamente necesario para mejorar la respiración en medio de una falta de aire aguda, cuando no tenga ningún otro remedio a su alcance.

Alimentos que producen gases

El exceso de gases puede provocar distensión abdominal (hinchazón) que tal vez haga más difícil la respiración de las personas que padecen de EPOC. Hay muchos alimentos que producen gases: col, legumbres (es decir, guisantes, lentejas, cacahuetes, frijoles y otros alimentos de origen vegetal que vienen en vainas), brócoli, cebolla, coles de Bruselas, pimientos verdes, rábanos, coliflor, nabo, maíz, los frijoles de soja, pepinos, pepinillos, chucrut, manzanas, jugo de manzana, plátanos, melones, ciruelas pasas, uvas pasas y aguacates. Cuáles alimentos son los que le causan gases depende en gran medida de sus características particulares. Lo que produce gases a una persona tal vez no tenga el mismo efecto en otra, por lo que cada uno debe prestar atención a su organismo y saber cuáles alimentos le causan propensión a los gases.

ALIMENTOS QUE SE DEBERÍAN CONSUMIR COTIDIANAMENTE

Para ayudar a su organismo a sanarse por sí mismo, la mejor elección son los alimentos integrales y sin procesar (alimentos lo más cercanos posible a su estado natural), sobre todo hortalizas y frutas frescas, alimentos crudos (como los vegetales y frutas, nueces y semillas), vegetales frescos crudos y jugos de frutas, pescado de agua fría y granos no refinados sin gluten. El consumo cotidiano de ese tipo de alimentos crudos puede contribuir de manera importante a mejorar sus síntomas de EPOC y a su salud en general.

En la gran variedad de opciones sanas que tiene a su alcance, asegúrese siempre de incluir muchas verduras de color verde oscuro y variedades moradas y rojas de vegetales; remolachas, rábanos y cebollas rojas; bayas azules, moradas y rojo oscuro; piñas y papayas. Algunas frutas moradas y rojas, como los arándanos, las frambuesas y las uvas rojas, tienen un alto contenido de compuestos botánicos antioxidantes beneficiosos (en el capítulo 6 hay más información sobre este tema). La papaya y la piña contienen enzimas digestivas útiles que tienen propiedades antiinflamatorias y las verduras de color verde oscuro tienen un contenido elevadísimo de vitaminas y minerales. Recuerde que, al no estar consumiendo productos lácteos, debe mantener una ingesta adecuada de calcio. Entre los alimentos de origen vegetal que son fuentes excelentes de calcio se encuentran las verduras de color verde oscuro, los espárragos, el brócoli, la berza, los frijoles de soja, el tofu y el berro. (Podría tomar un suplemento de calcio si es necesario).

Tenga en cuenta que las frutas dulces pueden contribuir a la formación de mucosidad, por lo que debe limitar su consumo. Se entiende por frutas dulces los dátiles, plátanos, frutas secas, higos y caquis. Como mejores opciones están las manzanas, peras, uvas, bayas, albaricoques, melocotones, ciruelas, mangos, cerezas, naranjas, toronjas, fresas, piñas, kiwi y granadas. También es importante que en sus comidas utilice solamente aceite de oliva prensado en frío, aceite de linaza y aceite de cáñamo. Cualquiera de ellos puede añadirse a las ensaladas pero, si es para cocinar, solo se recomienda el aceite de oliva.

Le recomiendo que consuma alimentos orgánicos siempre que pueda. Esos alimentos se producen de acuerdo con normas que establecen su cultivo sin el uso de pesticidas ni fertilizantes convencionales y no contienen organismos modificados genéticamente. La carne orgánica debe producirse sin utilizar antibióticos ni hormonas de crecimiento.

ALIMENTOS CRUDOS

Idealmente, como paciente de EPOC que quiere lograr una mejoría significativa de la salud, su dieta debería contener al menos un cincuenta por ciento de comida orgánica cruda. Eso significa comer alimentos (de origen vegetal) en su estado natural, sin cocinar. Si tiene inflamación intensa asociada con bronquitis crónica, le recomiendo aumentar a un setenta y cinco por ciento la cantidad de alimentos crudos en su dieta.

Es probable que al principio le parezca muy extraña la idea de consumir solo alimentos crudos. Sin embargo, esa dieta es una de las mejores fuentes posibles de buena nutrición. A pesar de la ausencia de productos animales, con ella se puede obtener la cantidad necesaria de proteínas, siempre que uno sepa lo que hace. El cambio a una dieta predominantemente de alimentos crudos ha ayudado a muchas personas gravemente enfermas a mejorar su salud. Hacer que los alimentos crudos sean una parte sustancial de su consumo ayuda al organismo a desintoxicarse y aumenta la capacidad inmunológica, al reducir significativamente la inflamación y las secreciones mucosas, lo que le permitirá respirar mejor, recuperar energía y fuerzas y alcanzar un mayor nivel de vitalidad y agudeza mental.

Los alimentos crudos también contienen enzimas que ayudan a hacer que la digestión sea más eficiente. Específicamente, contienen las enzimas necesarias para su propia digestión (enzimas que se pierden durante la cocción, lo que hace que sea más difícil digerir lo que comemos). Por ejemplo, el pimiento rojo contiene las enzimas necesarias para digerirlo si se come crudo. Cuando lo cocinamos, se pierden algunas de esas enzimas, lo que lo hace más difícil de digerir.

Según cuáles sean sus circunstancias, tendrá que determinar hasta dónde es capaz de adoptar ese estilo de comida. Le recomiendo encarecidamente, si es posible, que lo intente en serio, pues los beneficios para la salud y el grado de mejoría que tendrá su padecimiento son considerables.

En muchos sentidos, la adopción de una dieta de alimentos crudos es un cambio bastante radical en la vida. Este estilo de alimentación no es para aplicarlo de repente; es buena idea adoptarlo gradualmente.

Tal vez necesite ayuda para aprender a comer de esa manera. Hay muchas fuentes de información y libros sobre cómo incorporar alimentos crudos y jugos en su vida (vea algunas sugerencias en el apéndice 2). Los empleados de las tiendas de alimentos naturales, el supermercado o los vendedores de productos agrícolas de su localidad también son una gran fuente de información. Hay recetas disponibles que le permiten hacer una versión con alimentos crudos de casi todo lo que pueda apetecer de lo que acostumbraba a comer. La preparación y la variedad de alimentos crudos se han convertido en todo un arte, al igual que la buena cocina convencional. Ensaladas, vegetales frescos, aguacate, leche de nueces, tomates, jugo de hierba de trigo, uvas pasas y otras frutas secas, algas, frutas frescas de todos los tipos, semillas de calabaza y girasol, jugos cítricos recién extraídos, jugos de vegetales, almendras, retoños, albaricoques secos, bayas... son solo algunos de los cientos de opciones que tendrá a la hora de consumir alimentos crudos. En algunos casos será necesario acostumbrarse, pero no tenga miedo de probar algo nuevo. Experimente y véalo como algo entretenido. Mediante la exploración continua de los alimentos crudos y la preparación de jugos, llegará a desarrollar las estrategias que mejor resultado den en su caso particular.

PREPARACIÓN DE JUGOS

Las frutas frescas y crudas y los jugos de vegetales ofrecen al organismo nutrientes concentrados de alta calidad que suelen asimilarse en treinta minutos o menos. La preparación de jugos de vegetales crudos y frutas es particularmente beneficiosa para las personas que padecen de EPOC. Para obtener el mayor aporte nutricional posible de los jugos, es importante que prepare usted mismo los jugos frescos. Los jugos comerciales suelen estar pasteurizados, un proceso en el que se emplea calor para destruir los microorganismos y prolongar la vida útil del producto. La pasteurización también destruye muchos de los nutrientes del jugo. Incluso algunos jugos comerciales de la mejor calidad, a los que se ha aplicado la "pasteurización rápida", de todas formas pierden valiosos nutrientes en ese proceso. Si utiliza su propia exprimidora, se asegurará de que el jugo que prepare sea puro, sabroso, libre de cualquier aditivo o preservante, y que tenga todo el valor nutricional que le confirió la naturaleza.

La preparación de jugos, de manera similar a los alimentos crudos, puede contribuir en gran medida a mejorar su estado de salud general. Para los pacientes de EPOC, los jugos son una forma excelente de reducir la inflamación y las secreciones mucosas, desintoxicar el organismo y aumentar la capacidad inmunológica para tener mayor vitalidad y resistencia a infecciones. Los jugos frescos de las frutas y vegetales que se enumeran a continuación son particularmente útiles para las personas que padecen de EPOC:

Remolacha	Uvas
Brócoli	Verduras (sobre todo espinaca y berza)
Zanahoria	Rábano
Apio	Berro
Pepino	Hierba de trigo

Según el nivel de gravedad de su EPOC, le recomiendo tomar de dos a cuatro vasos de ocho onzas (227 gramos) de jugo fresco al día. Si su inflamación y sus secreciones mucosas son de ligeras a moderadas y actualmente no experimenta exacerbaciones de su afección, bastará con dos vasos de ocho onzas (227 gramos) al día. Si la inflamación y las secreciones son intensas, pruebe a tomar cuatro vasos de ocho onzas de jugo al día hasta que su afección desaparezca y después de eso, tome dos vasos de ocho onzas al día como régimen cotidiano.

Asegúrese de variar su elección de jugos de la lista y rotarlos con frecuencia. Preste particular atención al jugo de zanahoria, rico en betacaroteno, que es una sustancia precursora de la vitamina A. El consumo adecuado de vitamina A es fundamental para las personas que padecen de EPOC; ayuda a aumentar la resistencia a las infecciones y mejora la función pulmonar. (En el capítulo 6 se ofrece más información sobre la vitamina A). Cuando prepare sus jugos de vegetales, puede agregarle una pequeña cantidad de jugo de ajo. El ajo tiene un efecto catalizador que aumenta la eficacia terapéutica del jugo de vegetales crudos. (Un catalizador es una sustancia que potencia o incrementa la acción de otra sustancia). Agregue solamente la cuarta parte o la mitad de una cucharadita de jugo de ajo por cada vaso de 12 onzas (340 gramos) de jugo. Si pone demasiado ajo, su sabor podría prevalecer sobre el del jugo de vegetales y darle un gusto desagradable.

Para empezar a preparar los jugos

Si todavía no tiene exprimidora en casa, deberá comprarla si quiere dedicarse en serio a prepararse jugos que le mejoren la salud. En el apéndice 1 se incluye información sobre cómo seleccionar una exprimidora. Lo siguiente es encontrar un buen lugar donde conseguir productos orgánicos de calidad y comenzar a aprender a prepararlos para hacer jugos. Aprender a preparar jugos con frutas y vegetales frescos es un proceso entretenido y fácil, pero hay ciertos detalles que se deben comprender bien. Para ayudarlo a familiarizarse con el proceso, le recomiendo que lea alguno de los libros siguientes: *Jugos para una vida saludable,* por Cherie Calbom; *El libro de los jugos,* por Jay Kordich; o *La biblia de los zumos para la salud,* por Pat Crocker. Estos libros de calidad reconocida le ofrecerán muchísima información sobre todos los aspectos de la preparación de jugos.

Bebidas verdes

Las bebidas verdes deberían ser parte del régimen dietético diario de todo paciente de EPOC. Entre ellas, el jugo de hierba de trigo es la mejor opción. La hierba de trigo tiene un alto contenido de clorofila (el pigmento verde de las plantas) y es una de las mejores fuentes de las vitaminas A, B y C. También contiene calcio, hierro, magnesio, fósforo, potasio, sodio, azufre, cobalto, zinc y proteínas. Como se expuso con mayor detalle en el capítulo 6, se ha demostrado que la clorofila es capaz de inhibir algunos carcinógenos, y limpia y desintoxica los sistemas circulatorio y digestivo.

La hierba de trigo para hacer jugo puede adquirirse en las tiendas de alimentos naturales o se puede cultivar en casa. También se pueden comprar suplementos en polvo de alimentos verdes para mezclarlos con agua o jugos. Los suplementos de clorofilina se pueden obtener en cápsulas o líquido. En el apéndice 1 se ofrecen sugerencias sobre la forma de elegir suplementos de alimentos verdes.

BUENAS FUENTES DE PROTEÍNA

El pollo o pavo orgánicos sin piel y distintos tipos de pescado de agua fría son buenas fuentes de proteína. Hay otras como el tofu y la mayoría de las variedades de frijoles, así como las nueces y semillas. La leche de soja, arroz o almendra son una magnífica opción para sustituir la leche de vaca.

Pescado de agua fría

Los peces de agua fría como el salmón, el atún blanco (albacora), la trucha arcoíris, el arenque, la caballa, la pescadilla, y las sardinas pequeñas o grandes no solo son buenas fuentes de proteína, sino de los nutrientes conocidos como ácidos grasos esenciales de la serie omega 3. Los ácidos grasos de omega 3 se encuentran en el aceite del pescado de agua fría y en algunos aceites de origen vegetal. Dicho grupo de nutrientes, esencial para la salud humana, debe obtenerse de los alimentos, pues el organismo no puede producirlos en cantidades suficientes. Recomiendo consumir al menos tres porciones de 4 onzas (113 g) de pescado de agua fría por semana. Los beneficios del omega 3 también se pueden obtener de la linaza y el cáñamo.

OTROS ALIMENTOS SANOS

Al decidir lo que va a comer, recuerde mantenerse en el contexto de una dieta predominantemente de alimentos crudos, de modo que pueda obtener el máximo beneficio terapéutico para su EPOC. El caldo o potaje de frijoles negros con mucha cebolla, por ejemplo, es una fuente excelente de quercetina, un compuesto antiinflamatorio. Los productos que no son de harina blanca hechos con amaranto, harina de maíz, arroz integral y quinua son buenas alternativas para hacer pan, panecillos dulces y pasta, que podrá disfrutar sin provocar la formación de mucosidad ni agravar su afección.

Los ácidos grasos esenciales de omega 3 y la inflamación

Hay tres tipos principales de ácidos grasos esenciales de la serie omega 3 que se ingieren con los alimentos y que el organismo utiliza: ácido alfalinoleico (ALA), ácido eicosapentaenoico (EPA) y ácido docosahexaenoico (DHA). El organismo convierte el ALA en EPA y DHA. Se han hecho amplias investigaciones que indican que los ácidos grasos de la serie omega 3 reducen la inflamación y ayudan a prevenir determinadas enfermedades crónicas, como las afecciones cardíacas y la artritis. Además, esos ácidos grasos esenciales se encuentran en altas concentraciones en el cerebro y parecen ser especialmente importantes para las funciones de la cognición y el comportamiento. El EPA y el DHA inhiben la conversión del ácido araquidónico en leucotrieno B_4 y del ácido araquidónico en prostaglandinas de la serie 2, con sus efectos proinflamatorios.

Es importante mantener en la alimentación un equilibrio adecuado entre el omega 3 y el omega 6 (otro ácido graso esencial), puesto que la acción combinada de ambas sustancias contribuye a la salud. En general, los ácidos grasos de omega 3 ayudan a reducir la inflamación y la mayoría de los ácidos grasos de omega 6 tienden a promoverla. El equilibrio inadecuado entre estos ácidos grasos esenciales contribuye a la enfermedad, mientras que el equilibrio adecuado ayuda a mantener la salud, e incluso mejorarla. Un buen equilibrio entre el omega 6 y el omega 3 debe ser en una proporción de 1:1 y, en todo caso, no mayor de 4:1. En la actualidad la proporción de omega 6 a omega 3 en la alimentación estadounidense típica es de aproximadamente 10:1 y, según algunas estimaciones, de hasta 30:1. Muchos investigadores consideran que ese desequilibrio es un factor básico del aumento de los trastornos inflamatorios en Estados Unidos.

Una de las mayores razones del exceso de omega 6 en la

alimentación estadounidense es que el ácido linoleico de omega 6 es el ingrediente primario que se añade a la mayoría de los alimentos procesados. Se encuentra en muchos aceites de cocina ampliamente utilizados, entre ellos los de girasol, cártamo, maíz, semilla de algodón y soja. El ácido araquidónico también es un omega 6 y se encuentra en la yema del huevo, las carnes en general (sobre todo la carne roja y las vísceras) y otros alimentos de origen animal.

Cuando reduzca su consumo de alimentos con grasa (sobre todo los que se hayan freído con los aceites vegetales mencionados) y de carne y, al mismo tiempo, aumente la cantidad de pescado de agua fría y otras fuentes de ácidos grasos de omega 3, el equilibrio entre los ácidos grasos de omega 6 y ácidos grasos de omega 3 mejorará de manera natural.

La última enzima que participa en la secuencia de pasos que convierten el ácido linoleico en ácido araquidónico se conoce como delta-5 desaturasa. Sin embargo, si se le da la oportunidad, la delta-5 desaturasa "preferiría" convertir los ácidos grasos esenciales de omega 3 en ácido eicosapentaenoico (EPA), en lugar de convertir el ácido linoleico en ácido araquidónico. En sentido práctico, esto significa que si aumenta su ingesta de alimentos ricos en omega 3 (como el pescado de agua fría y la linaza) al mismo tiempo que limita su ingesta de alimentos de origen animal que contienen ácido araquidónico (como la carne roja), el organismo producirá naturalmente el beneficioso ácido EPA. Por lo tanto, producirá más prostaglandinas de la serie 3, cuyo efecto es beneficioso, en lugar de los leucotrienos de la serie 4 proinflamatorios y broncoconstrictores, o las prostaglandinas de la serie 2, también proinflamatorias. Al haber menos inflamación y broncoconstricción en las paredes bronquiales, las vías respiratorias quedarán menos obstruidas, la producción de moco bronquial disminuirá y por fin podrá respirar con mayor facilidad.

La adición de alimentos picantes o condimentos fuertes

En la medida en que su paladar los tolere, los alimentos como la cebolla, el ajo, diversos tipos de pimientos, mostaza y rábano picante serán beneficiosos para su padecimiento. Son estimulantes del sistema inmunológico y aportan nutrientes al sistema respiratorio. Además, el ajo y las cebollas contienen quercetina, un compuesto flavonoide que, según las investigaciones, inhibe la lipoxigenasa, lo que significa que disminuirá la producción de leucotrienos de la serie 4, lo que a su vez reducirá la broncoconstricción e inflamación. Además, las investigaciones indican que la quercetina puede inhibir las prostaglandinas de la serie 2, con sus efectos proinflamatorios. Los suplementos de quercetina también mejoran la inhibición de los leucotrienos de la serie 4 y las prostaglandinas proinflamatorias de la serie 2.

Al eliminar los alimentos de origen animal mencionados en este capítulo y aumentar su ingesta de alimentos ricos en ácidos grasos esenciales de omega 3 y de ajo y cebollas, inhibirá de hecho la formación de prostaglandinas de la serie 2 y leucotrienos de la serie 4, con sus efectos proinflamatorios. Así disminuirán la broncoconstricción, la inflamación y las secreciones mucosas, lo que le permitirá respirar mejor y reducir su vulnerabilidad a las infecciones.

CÓMO COMBINAR LOS ALIMENTOS

Cuando dos alimentos distintos se consumen juntos, sus efectos sobre el organismo pueden cambiar mucho. Para garantizar una digestión adecuada y reducir la formación de moco bronquial y la inflamación, es esencial combinar adecuadamente los alimentos.

En la figura 7 de la página 97 se indica cómo hacerlo. La aplicación de esas orientaciones hará que su digestión sea más eficiente y reducirá al mínimo la inflamación y las secreciones. Puede combinar alimentos de las casillas que están conectadas directamente con una flecha, pero únicamente se deben combinar a la vez los de dos casillas. El melón siempre debe comerse solo.

CUADRO 5.
RESUMEN SOBRE LA DIETA Y LOS ALIMENTOS

Evitar

Carne roja, hígado, sesos, piel del pollo, mariscos y yema de huevo

Alimentos fritos o grasosos

Alimentos procesados y comida chatarra, incluida la margarina

Productos lácteos, sobre todo la leche, el queso y la nata

Productos de harina blanca incluido el pan, las pastas y los cereales derivados de harina blanca, centeno, avena, cebada, triticale y trigo integral

Productos de azúcar refinada como caramelos, meriendas y gaseosas, así como edulcorantes artificiales

Sal

Cafeína y alcohol

Alimentos a los que sea alérgico

Buenas opciones

Pescado de agua fría como el salmón, atún blanco (albacora), trucha arcoíris, arenque, pescadilla, caballa y sardinas

Pollo orgánico sin piel

Alimentos picantes o condimentos fuertes como cebolla, ajo, pimientos, mostaza y rábano picante

Leche de soja, arroz, coco y almendras

Productos de harina que no sea de trigo, harina de maíz, harina de arroz integral, amaranto y quinua

Alimentos crudos: todas las frutas y hortalizas orgánicas frescas, nueces, semillas y granos integrales distintos del trigo

Aceite de oliva prensado en frío, aceite de linaza, aceite de cáñamo

Tofu

Miel, en cantidades moderadas

1. No coma proteínas y féculas a la vez, pues su combinación tiende a estropear la digestión, producir fatiga y promover el aumento de peso.
2. No coma proteínas con grasas o aceites.
3. Coma las proteínas como plato principal con vegetales y ensalada.
4. Coma féculas como plato principal con vegetales y ensalada.
5. Las frutas siempre deben comerse solas, con el estómago vacío. Deje pasar media hora antes de comer otros alimentos. El melón debe comerse solo o antes de cualquier otra fruta. Las frutas dulces deberían comerse después de las demás.
6. Puede combinar nueces con frutas ácidas (como cítricos, piña, fresas y granadas).
7. Los aguacates combinan bien con todos los alimentos, menos las proteínas y los melones.
8. Los tomates pueden combinarse con todos los vegetales sin fécula y las proteínas.

Las siguientes orientaciones le mostrarán cómo combinar alimentos para simplificar la digestión, reducir la formación de secreciones mucosas y energizar y fortalecer el organismo.

IDEAS DE COMIDAS SANAS

A continuación figuran listas de alimentos para cada comida del día, con el fin de dar uso práctico a toda la información que se ha presentado sobre alimentación sana.

DESAYUNO

Vegetales frescos y/o jugo de cítricos
Cereales hechos con granos distintos del trigo como el amaranto, el arroz, la quinua y el mijo
Nueces y/o semillas
Frutas frescas y/o frutas secas y/o melón

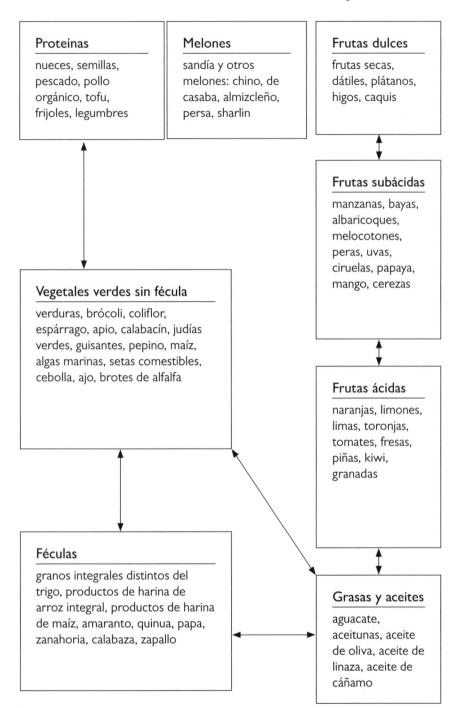

Fig. 7. Combinación correcta de alimentos. Los de las casillas que están conectadas directamente por una flecha pueden consumirse juntos.

ALMUERZO (O TAMBIÉN PARA LA CENA)

Vegetales salteados con anacardos o nueces, sobre un lecho de granos distintos del trigo, como el arroz, la quinua y el mijo

Tostada de maíz cubierta de frijoles refritos con poca grasa, con rebanadas de aguacate, salsa y zanahoria rayada

Pasta que no sea de trigo (hecha de amaranto, quinua, mijo o arroz) con salsa de tomate fresca o ajo fresco y aceite de oliva

Pechuga de pollo asada (orgánica y sin piel) con vegetales frescos ligeramente cocidos al vapor

Jugo de vegetales frescos hechos en su propia exprimidora

Ensaladas frescas rociadas con aceite de linaza o cáñamo

Ensalada fresca con tofu marinado y vinagreta de mostaza Dijon

Sushi variado (sobre todo de salmón, halibut o fletán, atún o pargo; pero no de mariscos) con wasabi, frijol de soja y ensalada de algas

Nueces variadas, frutas frescas

CENA (O TAMBIÉN PARA EL ALMUERZO)

Salmón ligeramente horneado o a la parrilla rociado con limón y aceite de oliva, servido con vegetales frescos cocidos al vapor

Fajitas de pollo orgánico sin piel o tortillas de maíz con guacamole, tomates, lechuga y aceitunas negras, servidas con arroz y frijoles negros

Trucha arcoíris ligeramente salteada con limón, servida con arroz pilaf y vegetales levemente asados a la parrilla

Sopa sustanciosa de vegetales con ensalada cruda fresca

LA HIDRATACIÓN Y LA IMPORTANTE FUNCIÓN DEL AGUA

Una de las formas más sencillas pero eficaces de ayudar con el problema de la secreción de moco bronquial en la EPOC consiste en asegurar una hidratación adecuada, tomando cantidades suficientes de agua. Esto significa tomar agua pura, no té con hielo, limonada ni otras bebidas hechas con agua. Para que el organismo pueda utilizar el agua eficazmente, debe consumirse en su forma pura.

La mayoría de las personas tiene deshidratación crónica debido a su consumo inadecuado de agua. Los problemas digestivos, insuficiencias orgánicas, artritis, problemas de la vejiga, obesidad, diabetes, arterioesclerosis, cálculos renales y jaquecas son solo algunas de las afecciones que pueden relacionarse con un consumo inadecuado de agua o verse agravadas por ese motivo. El setenta por ciento del cuerpo humano es agua, lo que hace que las moléculas del preciado líquido sean de las más importantes en el organismo. Si no consumimos suficiente agua pura, muchas funciones fisiológicas se verán afectadas. La transferencia adecuada de nutrientes por todo el organismo, la circulación sanguínea, la excreción eficaz de desperdicios y el sudor, el mantenimiento de la tensión arterial y la temperatura corporal y muchísimas otras reacciones químicas del organismo dependen de un suministro adecuado de agua.

En el caso de las personas que padecen de EPOC, la hidratación adecuada también ayuda a reducir la viscosidad de sus secreciones mucosas. Esto les permitirá expectorar el moco bronquial con mayor facilidad y menor esfuerzo físico al toser. Tal vez parezca demasiado sencillo para ser cierto, pero se ha demostrado que una hidratación suficiente ayuda a reducir la viscosidad de las secreciones mucosas del tracto respiratorio. No obstante, a pesar de lo fácil que parece, tomar suficiente agua sigue siendo algo que la mayoría de las personas no hace.

Tal vez haya aprendido que para mantener una hidratación adecuada, debe beber entre ocho y diez vasos de ocho onzas (227 gramos) de agua al día. Eso equivale a un total de 64 a 80 onzas (1,89 a 2,36 litros) de agua pura al día. Esa es una cantidad más bien arbitraria que no tiene en cuenta las especificidades de su organismo. Una manera más exacta de calcular la cantidad de agua que debemos tomar, sobre todo para ayudar a disminuir la viscosidad de las secreciones mucosas, se basa en el peso corporal. A fin de mantener una hidratación adecuada para las funciones orgánicas esenciales, y ayudar a reducir la viscosidad de las secreciones, debemos tomar, en onzas de agua al día, entre la mitad y dos tercios del peso corporal medido en libras.

Veamos cómo calcular esto. La mitad es lo mismo que el 50 por ciento, o 0,5. Dos tercios equivalen al 66 por ciento, o 0,66. Para tener una idea aproximada de la cantidad de agua que se debe tomar al día, comience por multiplicar su peso corporal por 0,5 y luego vuelva a multiplicarlo por 0,66. Sus resultados representarán fracciones de su peso corporal, que le dirán el rango de cuántas onzas de agua beber al día. Por ejemplo, si pesa 150 libras (68 kg), sus resultados habrán de ser 75 y 99. Tales cifras le dicen que, si pesa 150 libras (68 kg), debería tomar entre 75 y 99 onzas (2,21 a 2,92 litros) de agua al día. En el cuadro 6 se presentan más ejemplos de cálculos de agua en función del peso corporal.

Allí se puede apreciar que la teoría de ocho a diez vasos de ocho onzas (227 gramos) al día solo es correcta para una persona que pese 125 libras (57 kg). Si pesa menos, esa cantidad lo hidrataría excesivamente, lo que tampoco es sano, y si pesa más, esta cantidad

CUADRO 6.
FORMA DE CALCULAR EL CONSUMO DIARIO DE AGUA

Peso corporal	Multiplicado por la mitad (0,5)	Multiplicado por dos tercios (0,66)	Consumo diario adecuado de agua*
100 libras (45 kg)	100 x 0,5 = 50	100 x 0,66 = 66	de 50 a 66 onzas (1,47 a 1,95 litros)
125 libras (57 kg)	125 x 0,5 = 62,5	125 x 0,66 = 82,5	de 63 a 83 onzas (1,86 a 2,45 litros)
150 libras (68 kg)	150 x 0,5 = 75	150 x 0,66 = 99	de 75 a 99 onzas (2,21 a 2,92 litros)
175 libras (79 kg)	175 x 0,5 = 87,5	175 x 0,66 = 115,5	de 88 a 116 onzas (2,60 a 3,43 litros)
200 libras (90 kg)	200 x 0,5 = 100	200 x 0,66 = 132	de 100 a 132 onzas (2,95 a 3,9 litros)
225 libras (102 kg)	225 x 0,5 = 112,5	225 x 0,66 = 148,5	de 113 a 149 onzas (3,34 a 4,40 litros)
250 libras (113 kg)	250 x 0,5 = 125	250 x 0,66 = 165	de 125 a 165 onzas (3,69 a 4,88 litros)

*16 onzas = 1 pinta = 0,47 litros; 32 onzas = 1 cuarto de galón = 0,94 litros; 64 onzas = ½ galón = 1,89 litros; 128 onzas = 1 galón = 3,78 litros

lo hidrataría insuficientemente. Mientras mayor sea el peso de una persona, más agua requerirá. *Nota:* quienes tengan padecimientos renales, estén tomando diuréticos para tratar la tensión arterial o tengan afecciones neurológicas o psiquiátricas deberían consultar a su médico para asegurarse de que sea seguro para ellos consumir las cantidades recomendadas de agua.

Cuando uno está deshidratado, en realidad tiende a retener agua porque el organismo trata de compensar el menor consumo de ese líquido. Este efecto contribuye a la obesidad. Si tiene exceso de peso pero le proporciona al organismo el agua que requiere para realizar sus procesos metabólicos, comprobará que no solo no retendrá agua, sino que comenzará a bajar de peso y a sentirse mucho mejor.

Una observación final: la calidad del agua que beba es de suma importancia para su salud. Es esencial tomar solamente agua limpia y pura, por lo que tal vez necesite comprar agua embotellada o instalar un filtro en el grifo. No es recomendable beber el agua del grifo sin filtrar proveniente de los acueductos municipales. Según cuál sea su fuente y método de tratamiento, el agua de los acueductos podría contener muchas sustancias químicas dañinas, como radón, fluoruros, arsénico, hierro, plomo, cobre, fertilizantes, asbestos, cianuro, herbicidas, pesticidas, productos químicos industriales, virus, bacterias, parásitos, cloro, carbono, cal, fosfatos, carbonato sódico y sulfato de aluminio.

Una buena opción es beber agua que se haya filtrado mediante ósmosis inversa. En muchos lugares se puede comprar agua filtrada de esa manera, o se puede optar por una unidad de filtraje que se instala en el fregadero de la cocina. También son adecuados los sistemas de filtraje disponibles comercialmente que usan carbón activado. Lo mismo puede decirse del agua de manantial embotellada, siempre que su procedencia no sea dudosa. Si la extrae de un pozo, debe someterla a pruebas periódicamente para asegurarse de que las aguas subterráneas de su localidad no estén contaminadas.

El gran médico Hipócrates dijo una vez: "Que tu medicina sea tu alimento, y el alimento tu medicina". Tal vez esté receloso en este momento porque mis sugerencias de cambio de dieta le parecen muy drásticas. Pero tenga paciencia. Puede tomarle varios meses establecer nuevos patrones de alimentación. Lo importante es trabajar en ello cada día y ver cómo progresa hacia la mejoría de su padecimiento. Una vez que comience a ver la diferencia que estos cambios representan para su salud, estará más que satisfecho de haber decidido hacerlos.

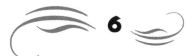

Los suplementos dietéticos

Los suplementos dietéticos pueden ser parte valiosa de un programa holístico de naturopatía para tratar la EPOC. Son mejores si se combinan con cambios de alimentación y otras modificaciones del estilo de vida. En otras palabras, si no deja de fumar ni cambia su dieta, es probable que los suplementos no le ayuden mucho con su EPOC. No obstante, si se utilizan de manera correcta, no solo ayudan a aliviar algunos síntomas de la EPOC, sino que contribuyen en múltiples formas al proceso general de sanación del organismo. Entre los suplementos dietéticos pueden mencionarse las vitaminas, minerales, remedios herbarios, otros preparados de origen vegetal (como los aceites vegetales), enzimas, aminoácidos y otras sustancias y nutrientes naturales.

EL USO DE LOS SUPLEMENTOS DIETÉTICOS DE MANERA SEGURA Y EFICAZ

Consumir suplementos dietéticos tal vez le parezca un poco más fácil que hacer cambios de la alimentación y otras modificaciones del estilo de vida, porque ya debe estar acostumbrado a tomar medicamentos para la EPOC.

La mayoría de los suplementos que aquí se mencionan deberían tomarse por vía oral en forma de píldoras o cápsulas. Algunos vienen en forma líquida, en cuyo caso la mayoría debería tomarse por vía oral

103

o inhalarse mediante un nebulizador (un dispositivo diseñado para poder inhalar los medicamentos directamente hacia los pulmones). Tal vez ya esté familiarizado con la forma de usar el nebulizador, pues probablemente así es como consume el albuterol (salbutamol) u otros medicamentos broncodilatadores.

Para proceder con seguridad con los suplementos dietéticos, consúmalos siempre de manera responsable y cuidadosa. Aprenda lo más posible sobre sus efectos y no consuma más de las dosis recomendadas. Uno de los principales beneficios de los suplementos dietéticos es que sus pocos efectos secundarios suelen ser menos peligrosos que los de los fármacos. Pero algunos pueden ser nocivos si se utilizan de forma incorrecta o inadecuada. Muchos creen que las vitaminas, las hierbas medicinales y otros suplementos dietéticos, al ser "naturales", son siempre seguros, pero eso no es cierto.

Con toda la información sobre suplementos dietéticos que se puede obtener en libros, Internet y en los medios de comunicación, es fácil confundirse sobre los suplementos que debemos consumir. Una vez más, es extremadamente importante que consulte a un profesional de la salud con experiencia que no solo conozca su caso, sino que esté preparado para asesorarlo acerca de los suplementos que más lo podrían beneficiar y en cuáles dosis. Esa persona podrá ayudarle a determinar cuáles de los suplementos que aquí se mencionan serán más útiles en su caso particular.

Nota acerca de las sustancias anticoagulantes

Se cree que algunos suplementos dietéticos pueden tener efectos anticoagulantes. Entre otros fármacos y suplementos que tienen ese efecto figuran la warfarina (Coumadin); la aspirina y otros fármacos antiinflamatorios no esteroideos (AINE) como el ibuprofeno; los aceites de pescado y de origen vegetal ricos en ácidos grasos de omega 3; las enzimas y determinados suplementos herbarios, como el ajo, el jengibre y el ginkgo biloba. Tenga cuidado de no combinar esos medicamentos o suplementos y deje de usarlos antes de cualquier intervención quirúrgica. Encontrará información específica acerca de los posibles efectos anticoagulantes en las advertencias y precauciones que ofrecen los suplementos que aquí se mencionan.

EL USO DE NEBULIZADORES

Los nebulizadores son una manera muy eficaz de administrar suplementos y medicamentos líquidos directamente al tracto respiratorio. La unidad del nebulizador consiste en un pequeño compresor de aire (normalmente más pequeño que una caja de zapatos) que envía aire comprimido por un tubo a un contenedor (el nebulizador) que, a su vez, contiene una pequeña cantidad de líquido. El aire comprimido convierte el líquido en un rocío, que pasa a través de la abertura que hay en la tapa del nebulizador hacia un tubo que conduce a una boquilla o máscara. El usuario del nebulizador inhala el rocío directamente hacia los pulmones durante cinco a veinte minutos, según la cantidad de líquido que se utilice.

Es posible comprar una buena unidad casera de nebulizador en Internet o en muchas tiendas de equipos médicos. También se pueden adquirir a través de su médico. En Estados Unidos, los precios oscilan entre 60 y 150 dólares. Los contenedores, máscaras o boquillas y tubos

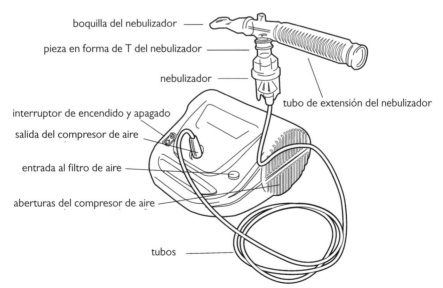

Fig. 8. Compresor, tubos, contenedor y boquilla del nebulizador.

no son demasiado caros, pero deben cambiarse cada cierto tiempo. En el apéndice 1 podrá encontrar más información sobre la elección y compra de estos nebulizadores.

LOS SUPLEMENTOS DIETÉTICOS Y LA EPOC

Para entender cómo los suplementos dietéticos pueden ayudar con la EPOC, es necesario conocer en términos generales algunos de los efectos que tienen sobre el organismo. Hay suplementos con efectos antiinflamatorios, en tanto otros ayudan a descomponer las secreciones mucosas. Muchos suplementos tienen efectos distintos que se complementan entre sí. Por ejemplo, la enzima serrapeptasa es antiinflamatoria y ayuda a licuar las secreciones.

Los radicales libres, los antioxidantes y la salud pulmonar

Un antioxidante es una sustancia capaz de proteger las células del organismo de los efectos dañinos de moléculas inestables denominadas *radicales libres*. Los radicales libres se encuentran en el humo de los cigarrillos, otros contaminantes, algunos alimentos poco sanos y muchas otras fuentes. Se les ha relacionado con numerosas enfermedades, entre ellas el cáncer y las afecciones cardíacas. Los antioxidantes son compuestos que pueden combatir los efectos dañinos de esas moléculas inestables. Los antioxidantes se encuentran profusamente en los alimentos de origen vegetal, como las frutas frescas y vegetales, e incluyen algunas vitaminas y diversas sustancias químicas beneficiosas de origen botánico.

Desde el punto de vista químico, las moléculas de los radicales libres son inestables porque les falta un electrón en su capa externa. Para estabilizarse, reaccionan con cualquier elemento del que puedan obtener el electrón que les falta. Por ejemplo, cuando los radicales libres del humo de los cigarrillos entran en los pulmones, "roban" electrones de las moléculas que conforman el tejido pulmonar en un intento de estabilizarse. Esto provoca lo que se conoce como *daño oxidativo*, que deja las células pulmonares con un daño molecular. Con el paso del tiempo, a medida que miles de células pulmonares sufren el efecto de los radicales libres, ese daño oxidativo contribuye al deterioro de la salud pulmonar.

Los radicales libres como los que se encuentran en el humo del cigarrillo pueden dañar los pulmones de varias maneras. Reaccionan con la alfa-1 antitripsina y esta no puede cumplir su función de impedir que la elastasa degrade la elastina en la pared alveolar. Los radicales libres también contribuyen a la inflamación de los pulmones y su daño a la superficie de las células puede provocar cáncer pulmonar.

Los *antioxidantes* ayudan a combatir ese daño al estabilizar las moléculas de los radicales libres. En términos muy sencillos, una molécula antioxidante puede proporcionar el electrón que le falta al radical libre, de manera que este no tenga que robárselo a la célula. El antioxidante aporta un electrón al radical libre, lo que impide que este produzca daño oxidativo. De ahí la importancia de llevar una dieta rica en frutas frescas y vegetales, entre las que se pueden mencionar las uvas, las frambuesas, las fresas, las moras, las cerezas, el melón, las ciruelas, el brócoli, el apio, la cebolla, la col y el perejil. Esos alimentos naturales contienen cantidades abundantes de antioxidantes, y una dieta rica en frutas frescas y vegetales asegura que siempre esté disponible una amplia variedad de antioxidantes para combatir la constante amenaza del daño oxidativo.

Los antioxidantes pueden ayudar a las personas que padecen de EPOC de varias maneras. Al estabilizar los radicales libres, ayudan a disminuir la inflamación y evitan una mayor destrucción del tejido pulmonar. Al haber menos radicales libres, se reduce el reclutamiento de neutrófilos en los pulmones y con ello se produce menos inflamación. Además, la alfa-1 antitripsina tiene una mayor capacidad de realizar su función de impedir que la elastasa destruya la elastina.

La información que aquí se presenta tiene por objeto servir como punto de partida para aprender sobre los efectos de los suplementos dietéticos. Mientras más averigüe por su cuenta acerca de los suplementos dietéticos, tendrá mayores posibilidades de hacer elecciones bien fundamentadas.

A continuación se definen los términos que se emplearán para describir las acciones particulares de los suplementos dietéticos que son útiles en la EPOC.

Antiinflamatorio. Los suplementos antiinflamatorios pueden ayudar a reducir la inflamación subyacente del tracto respiratorio. Al parecer, los suplementos que tienen propiedades antiinflamatorias inhiben la acción de las enzimas que producen sustancias químicas proinflamatorias en el organismo.

Antimicrobiano. Las sustancias antimicrobianas matan o inactivan los organismos que provocan enfermedades (también denominados patógenos) que pueden dar lugar a una infección. En esa categoría están los agentes antibacterianos, antifúngicos y antivíricos.

Antioxidante. Los antioxidantes ayudan al organismo a protegerse del daño de los compuestos químicos conocidos como oxidantes, también denominados radicales libres.

Broncodilatador. Las sustancias que tienen efectos broncodilatadores ayudan a relajar los músculos constreñidos en los bronquios y bronquiolos.

Inmunomodulador. Los inmunomoduladores tienen efectos sobre el funcionamiento del sistema inmunológico, el mecanismo de defensa del organismo contra las enfermedades. Al amplificar la capacidad del sistema inmunológico de combatir las enfermedades, los suplementos inmunomoduladores pueden ayudar a las personas que padecen de EPOC a evitar infecciones del tracto respiratorio.

Mucolítico. Los suplementos mucolíticos licúan y descomponen las secreciones mucosas para que puedan expectorarse (expulsarse) con mayor facilidad.

A fin de mantener una salud integral, el consumo diario de un complejo multivitamínico con minerales es esencial para todo paciente de EPOC. (En el apéndice 1 se ofrecen sugerencias sobre cómo elegir una fórmula de multivitaminas y minerales de alta calidad). Las mujeres embarazadas, las madres que lactan, o quienes estén tomando algún fármaco deben consultar a su profesional de la salud antes de usar cualquier suplemento dietético. Para obtener información sobre las dosis, siga las recomendaciones del fabricante, o consulte a un profesional de la salud que sepa tratar la EPOC.

LOS SUPLEMENTOS

Aceite esencial de orégano

Acciones principales: Antiinflamatorio, antimicrobiano, expectorante

El aceite esencial de orégano contiene el compuesto carvacrol, conocido por sus propiedades antimicrobianas. Esto hace que dicho aceite sea útil para tratar algunas de las infecciones respiratorias que suelen ser tan problemáticas para las personas que padecen de EPOC. El orégano ayuda a reducir la inflamación de las membranas mucosas de los pasajes bronquiales y, como expectorante, también ayuda a despejar la mucosidad de los pasajes bronquiales.

Es muy importante revisar la etiqueta del producto que compre para asegurarse de que su ingrediente principal no sea el timol, sino el carvacrol.

Advertencias y precauciones de uso: Los aceites esenciales están mucho más concentrados y pueden ser más peligrosos que las hierbas medicinales y sus extractos. Deberían usarse diluidos y no ingerirse, salvo que se esté muy seguro de la calidad del producto. Como se dijo antes, es esencial que el carvacrol (no el timol) sea el ingrediente principal del producto de aceite esencial de orégano que consuma. El aceite esencial de orégano de alto contenido de timol no se considera seguro para usos terapéuticos.

CUADRO 7.
RESUMEN DE LAS ACCIONES DE ALGUNOS
SUPLEMENTOS NUTRICIONALES

Suplemento	Acciones*
Aceite de cáñamo	**Antiinflamatorio**
Aceite esencial de orégano	**Antimicrobiano**, antiinflamatorio, antioxidante, expectorante (mucolítico)
Aceite de linaza	**Antiinflamatorio**, puede ayudar a prevenir las afecciones cardíacas y el cáncer
Aceite de pescado	**Antiinflamatorio**, ayuda a disminuir el colesterol y los triglicéridos, puede ayudar a prevenir la hipertensión arterial
Aceite de prímula nocturna	**Antiinflamatorio**
Bromelaína	Antiinflamatoria, **mucolítica**
Clorofila y clorofilina	**Desintoxicantes**, preventivas del cáncer
Dimetilglicina	Antioxidante, **mejora la utilización del oxígeno por las células**, inmunomoduladora
Extracto de cardo mariano	Antioxidante, **protector del hígado**
Extracto de *ginkgo biloba*	**Antiinflamatorio**, antioxidante, inhibe la broncoconstricción, ayuda a aumentar la circulación sanguínea hacia los tejidos y los órganos
Extracto de semilla de uva	Antiinflamatorio, **antioxidante**, protege la salud cardíaca
Factores lipotrópicos	**Ayudan al hígado**
Glutatión	**Antioxidante**

*Las acciones más importantes están en letra negrita.

CUADRO 7. *(continuación)*

Suplemento	Acciones*
Inosina	**Antiinflamatoria**, antioxidante, inmunomoduladora
Lactoferrina	**Antimicrobiana**
Magnesio	**Broncodilatador**
Manganeso	**Antiinflamatorio**, antioxidante
N-acetilcisteína (NAC)	Antioxidante, **mucolítica**
Plata coloidal	**Antimicrobiana**, antiinfecciosa
Pycnogenol	Antiinflamatorio, **antioxidante**
Quercetina	Antioxidante, **antiinflamatoria**
Selenio	**Antioxidante**
Serrapeptasa	**Antiinflamatoria, mucolítica**
Superóxido dismutasa	**Antioxidante**
Vitamina A	**Inmunomoduladora**, mantiene en buen estado las membranas mucosas del tracto respiratorio, ofrece beneficios generales para la salud
Vitamina C	Antiinflamatoria, **antioxidante**, inmunomoduladora, reparación de tejidos, ofrece beneficios generales para la salud
Vitamina E	Antiinflamatoria, **antioxidante**
Vitaminas del complejo B	**Reparación de tejidos**, ofrece beneficios generales para la salud
Zinc	**Antiinflamatorio**, inmunomodulador

*Las acciones más importantes están en letra negrita.

No consuma más de una dosis diaria total (tomada por vía oral o por inhalación) de 2,5 ml (unas 70 gotas) de aceite esencial de orégano sin consultar a un profesional de la salud. Las mujeres embarazadas no deberían utilizar el aceite esencial de orégano.

Dosis recomendada: El aceite esencial de orégano puede tomarse por vía oral o por inhalación de vapor o nebulizador. El inhalador *Vicks Vaposteam* es una buena elección como dispositivo de inhalación por vapor compacto, pero eficaz y de precio asequible.

Para tomarlo por vía oral, mezcle 0,5 ml (14 gotas) con 2 onzas (59 ml) de agua y bébalo una o dos veces al día.

Para hacer una inhalación de vapor, mezcle 1 ml (unas 28 gotas) con 2 a 3 onzas (59 a 89 ml) de agua muy caliente (no hirviente) en un inhalador de vapor una o dos veces al día.

Para utilizarlo con un nebulizador, mezcle 0,75 ml (21 gotas) con 2 ml de agua destilada tibia e inhale esa mezcla una o dos veces al día.

Aceite de cáñamo

Acción principal: Antiinflamatorio

El aceite de cáñamo es una fuente excelente de ácidos grasos esenciales. Al igual que el aceite de linaza, es una de las pocas plantas que contienen ácidos grasos de las series omega 3 y omega 6. Ese contenido de ácidos grasos esenciales podría hacerlo útil como agente antiinflamatorio. El aceite de cáñamo se obtiene de las semillas de la planta de cannabis *(Cannabis sativa),* pero no contiene ninguno de los componentes psicoactivos de la marihuana. El aceite de cáñamo suele venderse como suplemento nutricional y es legal en todos los Estados Unidos. Tiene un gusto natural a nuez que lo hace muy sabroso. Pruebe a añadir de 1 a 2 cucharaditas de aceite de cáñamo al día a las ensaladas, vegetales cocidos o crudos, papas, pasta o arroz, o a mezclarlo con ajo machacado para hacer salsas para untar en el pan. Úselo en adobos, aderezos de ensaladas, salsas calientes o frías, patés y sopas. También puede mezclar aceite de cáñamo con jugos o batidos de frutas.

El aceite de cáñamo contiene cierta cantidad de ácido alfalinoleico (ALA) de la serie omega 3, es una buena fuente de ácido linoleico (LA) de omega 6 y una fuente moderada de ácido gammalinoleico (GLA) de omega 6.

Advertencias y precauciones de uso: Se han dado casos aislados de náuseas y diarreas en personas que consumen aceite de cáñamo. Las personas que padecen de hemofilia y quienes utilicen fármacos anticoagulantes (o antitrombóticos) o suplementos con efectos anticoagulantes deberían tener cuidado con el aceite de cáñamo, pues podría acentuar la actividad de esas sustancias. El aceite de cáñamo también debería utilizarse con precaución cuando se trate de personas a quienes se les haya diagnosticado cáncer de mama o de próstata.

Aceite de linaza
Acción principal: Antiinflamatorio

El aceite de linaza es una fuente excelente de ácidos grasos esenciales, ya que la linaza es uno de los pocos productos de origen vegetal que contiene ácidos grasos esenciales de omega 3 y omega 6. El aceite de linaza se compone principalmente de ácido alfalinoleico (ALA) de la serie omega 3 y contiene cierta cantidad de ácido linoleico (LA) de la serie omega 6. Cuando se metaboliza en el organismo, el ALA se convierte en ácido eicosapentaenoico (EPA), precursor de las prostaglandinas de la serie 3 y los leucotrienos de la serie 5, con sus propiedades antiinflamatorias. Las investigaciones indican que el ALA también podría inhibir la formación de las prostaglandinas de la serie 2, el leucotrieno B_4 y las citoquinas, con sus efectos proinflamatorios.

Como fuente limitada de ácido linoleico (LA), que puede convertirse en ácido gammalinoleico (GLA), el aceite de linaza también puede contribuir a reducir la inflamación gracias a los efectos antiinflamatorios del ácido dihomogammalinoleico (DGLA).

Advertencias y precauciones: Ocasionalmente, el aceite de linaza puede llegar a producir diarrea. Las personas que padecen de hemofilia, y quienes utilicen fármacos anticoagulantes (o antitrombóticos) o suplementos con efectos anticoagulantes, deberían tener cuidado con el aceite de linaza, pues podría acentuar la actividad de esas sustancias.

Dosis recomendada: Tome de 1.000 a 6.000 mg diarios en dosis divididas (cápsulas). Si usa aceite de linaza como parte de su dieta, reduzca la cantidad que toma como suplemento, de modo que no consuma más de 6.000 mg diarios.

Aceite de pescado

Acción principal: Antiinflamatorio

El aceite de pescado es una fuente excelente de ácidos grasos esenciales de la serie omega 3. El aceite de pescado se ha sometido a amplias investigaciones clínicas que confirman sus efectos antiinflamatorios. Para las personas que padecen de EPOC, el consumo frecuente de este aceite puede ayudar a reducir la inflamación de las vías respiratorias, disminuir la producción de moco bronquial y facilitar la respiración. Sus suplementos se producen a partir de los aceites extraídos de peces de agua fría, como el salmón, las sardinas y la caballa. Como se indicó en el capítulo 4, el pescado de agua fría debería ser un componente esencial de su alimentación diaria.

El aceite de pescado es una de las mejores fuentes de los importantes ácidos grasos de la serie omega 3 denominados ácido eicosapentaenoico (EPA) y ácido docosahexaenoico (DHA), que pueden ayudar a reducir la inflamación. Las investigaciones apuntan a que el EPA y el DHA producen efectos antiinflamatorios por su capacidad de inhibir la conversión del ácido araquidónico en leucotrieno B_4 y prostaglandinas de la serie 2.

Además de reducir la inflamación, los estudios demuestran que, entre otros efectos, el aceite de pescado beneficia la salud cardíaca porque hace que la tensión arterial y los niveles de triglicéridos disminuyan, puede aliviar algunos síntomas de artritis reumatoide y puede ayudar en casos de colitis ulcerativa y enfermedad de Crohn, entre otros efectos.

Advertencias y precauciones: No se ha reportado ningún efecto adverso. Las personas que padezcan de diabetes o hemofilia deberían consultar a un médico antes de tomar suplementos de aceite de pescado. Las personas que utilicen fármacos anticoagulantes (o antitrombóticos) o suplementos con efectos anticoagulantes deberían tener cuidado con el aceite de pescado, pues podría acentuar la actividad de esas sustancias.

Siempre debe dejar de consumir aceite de pescado antes de una intervención quirúrgica.

Dosis recomendada: En cápsulas de gelatina, de 3 a 5 gramos en total (combinación de EPA y DHA) diarios en dosis divididas (cápsulas) con las comidas. Las formulaciones suelen contener una proporción de 1,5 partes de EPA por una parte de DHA. Revise la etiqueta para conocer la cantidad exacta de ambas sustancias.

Asegúrese de que la fórmula de aceite de pescado que seleccione contenga vitamina E, que protege al aceite de pescado contra la oxidación.

Aceite de prímula nocturna
Acción principal: Antiinflamatorio

Como su nombre lo indica, este aceite se obtiene de las semillas de la prímula nocturna *(Oenothera biennis)*. Es una buena fuente de ácido gammalinoleico (GLA) de la serie omega 6, y de su precursor, el ácido linoleico (LA). Las investigaciones apuntan a que el aceite de prímula nocturna ayuda a reducir la inflamación por el papel que juega en la bioquímica de los eicosanoides. El GLA se convierte en ácido dihomogammalinoleico (DGLA) y este puede reducir la inflamación al inhibir competitivamente la formación de leucotrienos de la serie 4 y prostaglandinas de la serie 2. Cuando el DGLA se metaboliza y se convierte en 15-hidroxilo de DGLA, bloquea la conversión del ácido araquidónico en leucotrienos de la serie 4, sobre todo LTB_4, lo que hace que disminuya la inflamación. Además, el DGLA es la molécula precursora de la prostaglandina E_1 (PGE_1), que tiene un efecto inhibitorio sobre los leucocitos polimorfonucleares. La PGE_1 también hace que aumenten los niveles intracelulares de otra molécula mensajera denominada adenosín monofosfato cíclico (AMPc). El aumento del nivel de AMPc reduce la liberación de enzimas lisosómicas, reduce la quimiotaxis de los leucocitos e induce a la relajación de los músculos lisos bronquiales, lo que a su vez alivia la broncoconstricción.

La prímula nocturna u onagra es especial porque, a pesar de ser un omega 6, sigue una vía que al final produce un efecto antiinflamatorio. Sin embargo, para lograr todo el beneficio de la acción antiinflamatoria disponible gracias a esta estrategia y mantener el equilibrio necesario entre los ácidos grasos de omega 6 y omega 3, también se debe tomar algún suplemento de ácido graso de omega 3 como el aceite de linaza, que es una fuente excelente de ácido alfalinoleico de la serie omega 3 (ALA).

Advertencias y precauciones de uso: Se han dado algunos casos de náuseas, vómitos, distensión, flatulencia y diarreas en personas que han tomado aceite de prímula nocturna. Quienes tengan antecedentes de epilepsia, esquizofrenia o hemofilia deberían evitar este producto. Las personas que utilicen fármacos anticoagulantes (o antitrombóticos) o suplementos con efectos anticoagulantes deberían tener cuidado con el aceite de prímula nocturna, pues podría acentuar la actividad de esas sustancias.

Dosis recomendada: De 400 a 3.000 mg diarios en dosis divididas (cápsulas).

Bromelaína

Acciones principales: Antiinflamatoria, mucolítica

Bromelaína es el nombre que se da a un grupo de enzimas derivadas de la piña. Son enzimas proteolíticas que contribuyen a la digestión y, según las investigaciones, también tienen efectos antiinflamatorios. La bromelaína ayuda a reducir la viscosidad (espesor) de las secreciones mucosas en la bronquitis crónica. La actividad de la bromelaína mejora cuando se combina con quercetina y vitamina C.

Advertencias y precauciones de uso: Ocasionalmente, se han reportado vómitos, diarreas, calambres y trastornos menstruales. Las personas que utilicen fármacos o suplementos anticoagulantes (o antitrombóticos) deberían tener cuidado con la bromelaína, pues podría acentuar la actividad de esas sustancias. También se ha encontrado que la bromelaína hace que aumenten los niveles en sangre de los antibióticos amoxicilina y tetraciclina. Las mujeres embarazadas o que lactan no deben utilizar este suplemento.

Dosis recomendada: En tabletas, de 500 a 2.000 unidades de digestión de la gelatina, de una a tres veces al día. La bromelaína se debe tomar con el estómago vacío.

Clorofila y clorofilina

Acción principal: Desintoxicantes

La clorofila, disponible como suplemento dietético, es un "alimento verde" importante. Es el pigmento verde de las plantas. La clorofilina es un derivado semisintético con sodio y cobre de la clorofila. A diferencia de la clorofila, la clorofilina es hidrosoluble.

Las investigaciones indican que la clorofila tiene la capacidad de proteger contra varias toxinas, entre ellas algunas contenidas en el humo del cigarrillo y el polvo de carbón. Además, los datos experimentales sugieren que la clorofila y la clorofilina tienen potencial antimutagénico y anticarcinogénico y pueden mejorar los efectos secundarios de algunos fármacos. El jugo de hierba de trigo es probablemente la mejor fuente natural de clorofila. (En el capítulo 4 se ofrecen más detalles).

Advertencias y precauciones de uso: Puede hacer que cambie el color de la orina o de las heces fecales, pero eso no tiene que ser motivo de preocupación.

Dosis recomendada: Siga las instrucciones del fabricante.

Dimetilglicina (DMG)

Acciones principales: Antioxidante, mejora el uso del oxígeno en las células, inmunomoduladora

El principal beneficio de la dimetilglicina (DMG) contra la EPOC es que, al parecer, mejora la forma en que las células emplean el oxígeno. La DMG es un aminoácido con una estructura química parecida a la de las vitaminas hidrosolubles. La DMG se encuentra en diversos granos y semillas, pero también la produce el organismo de manera natural y actúa como antioxidante. Se ha determinado que contribuye al funcionamiento del sistema inmunológico y aún se están realizando investigaciones para estudiar cómo mejoran el uso del oxígeno en las células.

Advertencias y precauciones de uso: No se ha reportado ningún efecto adverso con las dosis recomendadas. Sin embargo, una dosis excesiva podría provocar náuseas ligeras que duran hasta un par de días.

Dosis recomendada: Tome de 125 a 250 mg en tabletas masticables o sublinguales (para poner debajo de la lengua), de una a tres veces al día.

Extracto de *ginkgo biloba*

Acciones principales: Antiinflamatorio, antioxidante, mejora la microcirculación (circulación de la sangre en los vasos capilares)

El extracto estandarizado de ginkgo biloba es conocido por su capacidad de mejorar la circulación sanguínea periférica (la circulación de los vasos sanguíneos más pequeños). El ginkgo biloba también tiene efectos antiinflamatorios, que hacen que sea útil contra la EPOC.

La hierba contiene un compuesto químico denominado ginkgólido B, que inhibe los efectos del factor activador de plaquetas (FAP). El FAP es una molécula muy potente que tiene efectos sobre muchas funciones de los leucocitos, la agregación plaquetaria y la inflamación. Además de provocar agregación de las plaquetas y dilatación de los vasos sanguíneos, produce broncoconstricción. En concentraciones lo suficientemente elevadas, el FAP provoca una inflamación de las vías respiratorias que puede resultar mortal. Al impedir que el FAP se adhiera a sus sitios receptores en el organismo, el ginkgólido B inhibe la broncoconstricción inducida por el FAP y la hiperactividad de las vías respiratorias. El ginkgo biloba también contiene compuestos flavonoides antioxidantes que pueden contribuir a las propiedades antiinflamatorias de la hierba. En su calidad de antioxidante, el ginkgo biloba actúa como cazador de radicales libres y también inhibe la oxidación de los lípidos en la sangre.

Advertencias y precauciones de uso: El extracto estandarizado de ginkgo biloba se considera seguro por lo general, cuando se utiliza según las instrucciones. Las personas que utilicen fármacos anticoagulantes (o antitrombóticos) o suplementos con efectos anticoagulantes deberían tener cuidado con el ginkgo biloba, pues podría acentuar la actividad de esas sustancias.

Dosis recomendada: Tome de 120 a 240 mg diarios (cápsulas o líquido) en dosis divididas de extracto estandarizado (cincuenta partes de extracto concentrado estandarizado por cada parte de glicósidos de flavona de ginkgo biloba al 24 por ciento y lactonas de terpeno al 6 por ciento), o siga las instrucciones del fabricante. Si es en forma de tintura, tome de 1 a 2 ml, mezclada con 4 onzas (118 ml) de agua, tres o cuatro veces al día.

Extracto de semilla de cardo mariano

Acciones principales: Antioxidante, protector del hígado

La semilla de cardo mariano *(Silybum marianum)* es uno de los suplementos dietéticos más importantes para ayudar y proteger el hígado. Teniendo en cuenta el papel decisivo que desempeña el hígado como órgano principal de desintoxicación del organismo, el cardo mariano es una hierba importante para la EPOC. Las personas que padecen de EPOC deberían hacer un esfuerzo especial por proteger el hígado, debido a todo el estrés agregado que causan las toxinas del humo del cigarrillo y los medicamentos, sin mencionar los efectos que puede tener una alimentación deficiente sobre la salud hepática.

La eficacia del extracto de semilla de cardo mariano está bien establecida en la bibliografía de las investigaciones científicas. Los resultados de dichas investigaciones demuestran que un extracto estandarizado hecho de las semillas del cardo mariano tiene efectos antioxidantes y protectores del hígado. El extracto de cardo mariano estandarizado contiene un grupo de compuestos flavonoides conocidos en su conjunto como silimarina. Al tener un efecto antioxidante, la silimarina protege al hígado y mejora su capacidad de procesar medicamentos, contaminantes químicos y otras toxinas.

La silimarina protege las células hepáticas de las toxinas porque aumenta la producción de glutatión, un importantísimo antioxidante. Además, mejora la capacidad del hígado de regenerarse con células sanas. La silimarina tiene una variedad de otras propiedades protectoras del hígado gracias a su efecto sobre las células hepáticas y las células de Kupffer, que son macrófagos (células inmunológicas especializadas) dentro del hígado. La silimarina inhibe la formación de leucotrienos por las células de Kupffer, lo que ayuda a reducir la inflamación del hígado. Además, reduce la producción de radicales de óxido nítrico y superóxido aniónico por las células de Kupffer. Los radicales de óxido nítrico y superóxido aniónico tienen un fin específico dentro del proceso del macrófago de destruir los patógenos pero, por lo demás, son relativamente inocuos. Sin embargo, esos radicales pueden producir daño oxidativo porque reaccionan fácilmente para formar otros radicales libres, como los de hidroxilo, que sí son muy dañinos para las células.

Advertencias y precauciones de uso: El cardo mariano se considera seguro por lo general, cuando se utiliza según las instrucciones. A excepción de ocasionales deposiciones blandas, no se ha reportado ningún efecto adverso.

Dosis recomendada: Tome de 140 a 420 mg diarios (divididos en dos o tres dosis) de extracto de cardo mariano estandarizado a silimarina al 80 por ciento (en cápsulas o tabletas). Si es en forma de tintura, tome de 1 a 2 ml, mezclados con 4 onzas (118 ml) de agua o jugo, dos o tres veces al día.

Extracto de semilla de uva y pycnogenol

Acciones principales: Antioxidantes, antiinflamatorios

Tanto el extracto de semilla de uva como el pycnogenol tienen un alto contenido de compuestos antioxidantes denominados proantocianidinas oligoméricas (PCO), un tipo de flavonoide. Las investigaciones indican que el efecto antioxidante de las PCO podría ser mucho mayor que el de las vitaminas E y C. Las proantocianidinas oligoméricas ayudan a proteger contra el daño de los radicales libres en todo el organismo, dan apoyo al sistema inmunológico y moderan las respuestas inflamatorias. En combinación con el glutatión, ayudan a la vitamina C a funcionar como antioxidante. Además, según estudios de laboratorio, el extracto de semilla de uva podría tener efectos anticancerígenos.

Pycnogenol es una marca comercial de un extracto derivado de la corteza del pino marítimo francés *(Pinus maritima)*. Según investigaciones, el pycnogenol puede actuar como agente antiinflamatorio, lo que probablemente se deba a su capacidad antioxidante. El pycnogenol elimina las moléculas reactivas que contienen oxígeno y nitrógeno, así como los radicales de superóxido, hidroxilo, peroxilo lipídico y peroxinitrito. El pycnogenol también podría inhibir la activación de varios mecanismos inflamatorios en el organismo. Esto podría ayudar a reducir la inflamación que ocurre en la EPOC. En otros estudios de laboratorio, se ha demostrado que el pycnogenol inhibe específicamente la agregación plaquetaria inducida por el hábito de fumar y ofrece protección contra un carcinógeno específico del tabaco denominado NKK.

Advertencias y precauciones de uso: No se ha reportado ningún efecto adverso.

Dosis recomendada: Tome de 50 a 200 mg diarios (en cápsulas o tabletas).

Factores lipotrópicos

Acción principal: Ayudan al hígado

Los factores lipotrópicos promueven la función hepática y el metabolismo de los lípidos porque mejoran el flujo de la bilis y las grasas hacia y desde el hígado. Los grandes fabricantes de suplementos dietéticos suelen ofrecer fórmulas de factores lipotrópicos. Las mejores formulaciones contienen colina, metionina, betaína, ácido fólico y vitaminas B_6 y B_{12}.

Dosis recomendada: Siga las instrucciones del fabricante.

Advertencias y precauciones de uso: Los factores lipotrópicos se consideran seguros por lo general. Lea la etiqueta para saber si se debe tomar alguna precaución especial.

Glutatión

Acción principal: Antioxidante

El glutatión es un potente antioxidante que el hígado produce de manera natural. Se caracteriza por donar un electrón, de modo que no solo estabiliza los radicales libres, sino que hace que la vitamina C y otras moléculas importantes funcionen eficazmente como antioxidantes. Teniendo en cuenta la gran cantidad de daño oxidativo que hay en el tejido respiratorio de los fumadores y pacientes de EPOC, el glutatión es un suplemento importante cuyo valor terapéutico es imposible exagerar.

Las investigaciones confirman la capacidad del glutatión de revertir los desequilibrios entre oxidantes y antioxidantes que tienen lugar en el tejido pulmonar debido al estrés oxidativo y la inflamación asociados con la EPOC.

Fórmula en nebulizador para tratar la EPOC

Esta exhaustiva fórmula para nebulizador basada en glutatión líquido contribuye a aliviar los síntomas de EPOC y sanar el tejido pulmonar dañado. La combinación de ingredientes permite obtener efectos antioxidantes, antiinflamatorios, antimicrobianos y expectorantes. Como los tres primeros ingredientes son por receta médica, tendrá que pedirle a su médico que solicite la fórmula a una farmacia que esté especializada en la preparación de medicamentos adaptados a las necesidades específicas del paciente. En muchos casos, al menos en Estados Unidos, se ofrecen servicios a vuelta de correo, lo que le resultará útil si no hay establecimientos de ese tipo en su localidad. (En el apéndice 1 hay más información sobre las farmacias especializadas en preparación de medicamentos).

Fórmula para tratar la EPOC con nebulizador

Glutatión reducido en solución intravenosa	20 ml
Vitamina C en solución intravenosa	8 ml
Solución salina intravenosa normal al 0,9%	44 ml
Ácido glicirrícico (extracto líquido)	20 ml
Children's Glycerite* (extracto líquido)	28 ml

Dosis: De 1 a 2 ml inhalados con nebulizador cada tres a cuatro horas. Siga las instrucciones de su médico.

---

*Children's Glycerite es la marca comercial de un compuesto de glicerina formulado por la compañía Wise Woman Herbals en Oregón (en el apéndice 1 se indica cómo contactarla). Este compuesto se aborda con mayor detalle en la página 139 (capítulo 7).

El glutatión se produce fundamentalmente en el hígado, a partir de tres aminoácidos: L-cisteína, glicina y L-glutamato. Al ser un potente antioxidante, el glutatión es capaz de cazar los radicales libres y respaldar los efectos antioxidantes de otras moléculas, como la vitamina C.

En el caso de las personas que padecen de EPOC, el método preferente para tomar glutatión es inhalarlo con un nebulizador. Esta técnica ayuda a contrarrestar el daño que producen los radicales libres. Estabiliza el tejido pulmonar, frena el estrés oxidativo y facilita el proceso de sanación del tejido pulmonar. Para tomarlo con su nebulizador, necesitará una receta médica de glutatión reducido en forma de solución intravenosa. El glutatión líquido no suele estar a la venta en las farmacias, por lo que hay que pedirlo a una farmacia especializada en preparación de medicamentos.

Si no puede conseguir glutatión reducido en forma de solución intravenosa para usarlo en su nebulizador, el glutatión oral puede tomarse en forma pura o como combinación de los tres aminoácidos que necesita el organismo para producir esa sustancia por sí mismo. Las conclusiones de las investigaciones están algo divididas en cuanto al mejor método para tomar glutatión oral. Según algunas pruebas, el glutatión oral por sí solo se absorbe poco en el organismo, por lo que la ingestión de los tres aminoácidos (L-cisteína, L-glutamato y glicina) podría ser una forma más eficaz de obtener cantidades adecuadas de esa sustancia. Si su función hepática es normal, el organismo producirá glutatión a partir de esas materias primas. (*Nota:* Si ya está tomando N-acetilcisteína en forma oral, no necesitará la L-cisteína adicional).

Dosis recomendada: Si utiliza glutatión, tome 600 mg diarios. Si usa aminoácidos en cápsulas o tabletas, tome de 500 a 1.500 mg diarios de L-cisteína (solo si no está consumiendo NAC), de 100 a 500 mg diarios de L-glutamato y de 500 a 1.000 mg diarios de glicina en dosis divididas.

Advertencias y precauciones de uso: No se ha reportado ningún efecto adverso. Asegúrese de tomar mucha agua al consumir el glutatión o sus aminoácidos precursores para aumentar la absorción y la captación.

Inosina

Acciones principales: Antiinflamatoria, inmunomoduladora

La inosina se usa comúnmente para aumentar la resistencia de los deportistas. Aunque ninguna investigación ha demostrado la utilidad de la inosina con ese fin, algunas investigaciones de laboratorio indican que esa sustancia podría actuar como agente antiinflamatorio e inmunomodulador.

La inosina se encuentra en una variedad de productos de origen vegetal y animal. Se ha demostrado que inhibe el efecto proinflamatorio de las citoquinas.

Dosis recomendada: Tome de 1.000 a 5.000 mg diarios en forma de tableta o cápsula. No consuma más de 5.000 mg diarios, a menos que se lo indique su médico.

Lactoferrina

Acción principal: Antimicrobiana

La lactoferrina es un aminoácido que tiene la función de transportar hierro a todo el organismo. Como esa sustancia tiene una gran afinidad con el hierro, se une de inmediato a sus moléculas, con lo que priva a las bacterias del hierro que necesitarían para crecer y mantenerse. Eso es lo que explica las propiedades antibióticas naturales de la lactoferrina y la convierte en un suplemento útil ante una infección aguda del tracto respiratorio.

La lactoferricina, compuesto que se forma cuando el organismo descompone la lactoferrina, también tiene la capacidad de inhibir la actividad de los virus y puede ayudar a prevenir la entrada de virus en las células normales.

Dosis recomendada: Tome 250 mg diarios (en cápsulas).

Advertencias y precauciones de uso: No se ha reportado ningún efecto adverso.

Magnesio

Acción principal: Broncodilatador

La forma en que el magnesio actúa como broncodilatador no se comprende del todo, pero algunas investigaciones y datos epidemiológicos respaldan el uso del magnesio contra la EPOC. Se ha demostrado que el magnesio relaja los músculos lisos, lo que indica claramente su potencial como broncodilatador. (El magnesio intravenoso se usa en algunos hospitales como broncodilatador). La relajación de los músculos lisos que rodean los bronquios y bronquiolos permite que dichas vías respiratorias se expandan, lo que promueve un mayor flujo de aire y facilidad de la respiración.

Dosis recomendada: Tome de 350 a 500 mg diarios (en tabletas o cápsulas). No consuma más de 500 mg diarios sin consultar a su médico. Utilice una formulación de magnesio quelado.

Advertencias y precauciones de uso: Entre las posibles reacciones adversas están las náuseas y las diarreas, que pueden evitarse si se consume el magnesio con alimentos. Las mujeres embarazadas y las madres que lactan no deberían consumir más de 350 mg diarios de magnesio en suplementos a menos que lo indique un médico. Las personas con insuficiencia renal o bloqueo auriculoventricular (un problema cardíaco serio) deberían evitar el magnesio. Las personas a quienes se les haya diagnosticado miastenia grave también deberían evitar los suplementos de magnesio.

Manganeso

Acción principal: Antiinflamatorio

El manganeso es un oligoelemento esencial que se utiliza en muchas de las funciones del organismo. En particular, sirve como cofactor de muchas clases de enzimas (que solo pueden actuar si se adhieren al manganeso). Algunas investigaciones apuntan a que el manganeso puede tener efectos antiinflamatorios debido a su capacidad de inhibir la actividad de la fosfolipasa A_2. Se cree que el zinc funciona de manera similar (vea la página 135). El manganeso también es necesario para que el organismo sintetice superóxido dismutasa, un potente antioxidante. A partir de los resultados de esas investigaciones y teniendo en cuenta que el zinc y el manganeso no son suplementos dañinos en condiciones normales, no es mala idea probarlos para ver si ayudan en su caso particular.

Advertencias y precauciones de uso: No se ha reportado ningún efecto adverso con las dosis recomendadas. Las personas que tienen problemas hepáticos, en particular insuficiencia hepática, no deberían utilizar el manganeso. Las mujeres embarazadas y las madres que lactan no deberían consumir más de 5 mg diarios. La absorción del manganeso puede disminuir si se toma junto con antiácidos, laxantes, tetraciclina, calcio, hierro o magnesio.

Dosis recomendada: Tome de 2 a 10 mg diarios (en tabletas o cápsulas).

N-acetilcisteína (NAC)

Acciones principales: Antioxidante, mucolítica

La N-acetilcisteína (NAC) es la forma de acetilcisteína que se utiliza como suplemento dietético, que solo se puede obtener por prescripción facultativa. Los suplementos de NAC en cápsulas o tabletas se toman por vía oral, mientras que la acetilcisteína por receta médica es un líquido que se utiliza en el nebulizador.

El uso de la acetilcisteína contra la EPOC está muy bien establecido en la bibliografía científica. Ayuda a descomponer las secreciones mucosas y facilita la expectoración. La acetilcisteína actúa como antioxidante y mucolítico (sustancia que descompone las secreciones mucosas). En su calidad de mucolítico, la acetilcisteína influye directamente en la ruptura de los enlaces entre las partes de las moléculas que dan consistencia a la secreción y de esa manera hace que se reduzca la viscosidad (espesor) del moco bronquial. La L-cisteína, un aminoácido que es uno de los componentes principales de la acetilcisteína, es uno de los precursores del glutatión, el potente antioxidante producido por el hígado.

No hay consenso entre los expertos acerca de cuál forma de acetilcisteína (por receta médica o en suplemento dietético) es mejor para obtener el beneficio mucolítico. Ambas vías de administración pueden utilizarse de manera simultánea, pero sin excesos y con la orientación de un médico. Es importante tomar mucha agua y mantenerse bien hidratado al utilizar cualquier forma de acetilcisteína. Siga las instrucciones que se ofrecen al final del capítulo 4 para determinar la cantidad de agua que debería tomar diariamente.

Advertencias y precauciones de uso: Entre los posibles efectos secundarios están las náuseas, vómitos, diarreas, jaqueca y erupciones. Quienes tengan antecedentes de úlcera péptica deberían utilizar la NAC con precaución. Las personas que consumen nitratos podrían sufrir jaquecas si consumen NAC al mismo tiempo. La NAC puede reducir los niveles séricos de carbamazepina (fármaco antiepiléptico) en pacientes que consumen ese medicamento.

Dosis recomendada: Tome de 600 a 1.200 mg de una a tres veces al día (en cápsulas o tabletas), con el estómago vacío. Para mejorar la absorción, tómelo con 50 mg de vitamina B_6 y 100 mg de vitamina C. (Si está tomando acetilcisteína en forma líquida, siga las indicaciones de su médico).

Plata coloidal
Acción principal: Antimicrobiana

La plata coloidal es plata suspendida en un medio líquido para uso oral o por inhalación. La plata tiene una larga historia de uso como agente antimicrobiano y la utilización de la plata coloidal con ese fin fue parte de la medicina convencional hasta que surgieron los antibióticos patentados en los años cuarenta. La plata coloidal puede tomarse por vía oral o por inhalación con un nebulizador (ver las precauciones más adelante).

La plata es capaz de destruir cientos de microorganismos diferentes, entre ellos el estafilococo áureo resistente a la meticilina. Los investigadores creen que el efecto de la plata coloidal se basa en la desactivación de las enzimas que necesitan los organismos que producen enfermedades. Al parecer, las bacterias no desarrollan resistencia contra la plata como lo hacen contra los antibióticos.

En el mercado hay muchas marcas de plata coloidal y no todas son iguales. Algunas están compuestas fundamentalmente por iones o complejos proteicos de plata; esos productos no son verdaderamente de plata coloidal y no se deberían utilizar.

Advertencias y precauciones de uso: Algunos productos de plata no son del todo seguros. Algunas marcas están etiquetadas indebidamente como plata coloidal, pero no son auténticas. Suelen ser productos hechos con un alto contenido de iones de plata o complejos proteicos de plata. Pueden contribuir a contraer argiria (una afección irreversible en la que la piel se vuelve gris azulada debido a la exposición a determinadas formulaciones de plata). La verdadera plata coloidal no debe provocar argiria y contiene la mayor proporción de coloides de plata pura para destruir eficazmente los microorganismos que provocan enfermedades. (Recomiendo un producto de plata coloidal denominado Mesosilver; en el apéndice 1 se ofrece más información).

Quienes sean alérgicos a la plata no deberían utilizar la plata coloidal. Siempre hay que probarla en la piel. Coloque unas gotas sobre la piel y vea si le aparecen de manera instantánea unas manchas grises. Si se produce una coloración gris, significa que es alérgico y no debería utilizar ninguna formulación de plata. El cambio de coloración de la piel es temporal; es un indicio de una reacción muy poco común a la plata.

Al utilizar plata coloidal en un nebulizador, esté atento a las señales de aumento de la irritabilidad, pérdida de la concentración y aumento de la inestabilidad emocional. Si ocurre alguno de estos síntomas, cese o suspenda temporalmente el uso de la plata coloidal. Son indicios de distintas reacciones que pueden surgir cuando se emplean grandes cantidades de este producto. Esos síntomas iniciales, si los experimenta, son temporales. Suspender el uso le dará al organismo tiempo para ajustarse y prevenir cualquier daño.

NOTA: La plata coloidal nunca se debe nebulizar, a menos que esté absolutamente seguro de que se trata de un producto de plata coloidal pura. Los compuestos que contienen grandes cantidades de sales de plata, o de proteínas u otros agentes químicos basados en ese metal, en especial el nitrato de plata, puede provocar envenenamiento instantáneo, potencialmente mortal en algunos casos.

En casos de infecciones pulmonares graves, hay que proceder con extrema cautela al nebulizar la plata coloidal. Cuando ese rocío llega a los tejidos infectados de los pulmones, los efectos antiinfecciosos del producto pueden ser casi inmediatos. Si la persona ya está tan débil que su respiración es trabajosa, no se debe nebulizar la plata coloidal a menos que esté presente un profesional de la salud cualificado.

Dosis recomendada: Ante una infección respiratoria aguda, tome 5 ml internamente y 5 ml con nebulizador cada tres a cuatro horas hasta que disminuya la infección.

Puede ser beneficioso utilizar la cayena con la plata coloidal. La cayena suaviza muy eficazmente el moco bronquial, incluso si está asociado con infecciones. En solo unos pocos minutos de uso de la cayena por la vía oral, las secreciones mucosas comenzarán a descomponerse y los pulmones a descongestionarse. La plata coloidal solo es eficaz en las áreas con las que hace contacto directo. El uso de la cayena para fragmentar la mucosidad hace que una parte mayor del revestimiento superficial del tejido pulmonar se exponga a la plata coloidal. Esto hace que aumenten las propiedades antiinfecciosas de la plata coloidal cuando se utiliza en los pulmones. Mezcle una cucharadita de polvo de cayena de alta calidad (de 90.000 a 150.000 unidades de calor) en un vaso de agua tibia. Mantenga una porción bajo la lengua durante al menos 30 segundos y luego tráguela. La molestia que causa la cayena al consumirla de esta forma es temporal y lo mejor es no hacerlo con el estómago vacío. Espere de cinco a diez minutos y luego inhale la plata coloidal con el nebulizador.

Quercetina

Acciones principales: Antioxidante, antiinflamatoria, inmunomoduladora

La quercetina es un tipo de antioxidante natural que pertenece a una clase amplia de compuestos químicos denominados flavonoides. Entre las mejores fuentes de quercetina están las manzanas, cebollas, té negro y verde y toronjas, pero es difícil obtener cantidades terapéuticas de esta sustancia en los alimentos. Esto significa que, para lograr un efecto terapéutico, lo mejor sería tomar un suplemento.

Las investigaciones indican que la quercetina tiene efectos antioxidantes y antiinflamatorios y actúa como inmunomoduladora (sustancia que tiene efectos en el sistema inmunológico). Las propiedades antiinflamatorias de la quercetina se relacionan al menos en parte con su capacidad de inhibir la lipoxigenasa, que es la enzima necesaria para la formación de leucotrieno B_4 (LTB_4), con sus efectos proinflamatorios. Además, las investigaciones sugieren que la quercetina es capaz de inhibir la formación de prostaglandinas de la serie 2, que también son proinflamatorias. En otros estudios se ha demostrado que la quercetina inhibe la actividad de las células (mastocitos, basófilos y neutrófilos) que promueven la inflamación, lo que da un mayor fundamento científico a sus acciones antiinflamatorias e inmunomoduladoras. Como la inhibición de la lipoxigenasa limita la formación de todos los leucotrienos de la serie 4, la quercetina también puede ayudar a aliviar la broncoconstricción.

Dosis recomendada: Tome 500 mg (en cápsulas o tabletas) tres veces al día. Se cree que la absorción de quercetina mejora con la bromelaína y la papaína (enzimas digestivas derivadas de la papaya).

Advertencias y precauciones de uso: Ha habido casos aislados de náuseas, jaquecas y hormigueo ligero en las extremidades de personas que han tomado suplementos de quercetina. Quienes estén tomando antibióticos de quinolona o cisplatino (un medicamento de quimioterapia contra el cáncer) no deberían tomar suplementos de quercetina.

Selenio
Acción principal: Antioxidante

El selenio es un oligoelemento que el organismo utiliza para producir glutatión-peroxidasa, que sirve como antioxidante natural. La glutatión-peroxidasa dependiente del selenio ayuda a evitar el daño oxidativo a las membranas celulares y el ADN. Como las personas que padecen de EPOC tienden a presentar daño oxidativo en los pulmones y pueden tener un mayor riesgo de cáncer pulmonar, al reducirse las concentraciones de oxígeno reactivo en las células, en particular las del epitelio respiratorio, la glutatión-peroxidasa desempeña un papel fundamental en la protección del epitelio respiratorio (las células pulmonares) y el ADN contra el daño oxidativo.

Advertencias y precauciones de uso: No se ha reportado ningún efecto adverso con las dosis recomendadas. Las mujeres embarazadas y las madres que lactan no deberían consumir más de 400 mcg diarios.

Dosis recomendada: Tome de 50 a 400 mcg diarios. No consuma más de 400 mcg diarios sin la orientación de un médico.

Serrapeptasa
Acción principal: Antiinflamatoria, mucolítica

La serrapeptasa, llamada también serratiopeptidasa, es una enzima bien investigada que ha demostrado tener efectos antiinflamatorios y mucolíticos, lo que da a entender que podría ser útil contra el enfisema, la bronquitis crónica y la bronquiectasia. Al digerir (disolver) tejido muerto como los coágulos sanguíneos y placas arteriales, y reducir los neutrófilos, la serrapeptasa alivia la inflamación que se asocia a la EPOC y ayuda con las enfermedades cardiovasculares. Además, mejora la capacidad de despejar las secreciones mucosas al licuar el esputo.

La serrapeptasa ha sido investigada y utilizada clínicamente (sobre todo en Europa y Japón) desde hace más de veinticinco años. Primero fue aislada de una bacteria cuyo medio natural es el intestino del gusano de seda. Hoy en día la enzima se produce comercialmente mediante un proceso especial de fermentación.

Advertencias y precauciones de uso: La serrapeptasa suele considerarse bastante segura. Esporádicamente, se han dado casos en que su utilización podría ser causante de neumonitis (inflamación del tejido pulmonar) o dermatitis. Consulte con su médico sobre el uso de este suplemento.

Dosis recomendada: Tome de 20.000 a 60.000 UI (unidades internacionales) de una a tres veces al día, o siga las instrucciones de su médico. No consuma más de 180.000 UI al día sin consultar a su médico. Tómela con el estómago vacío.

Superóxido dismutasa

Acción principal: Antioxidante

Superóxido dismutasa (SOD) es el nombre que se le da a una clase de enzimas que se producen en el organismo para proteger las células del daño oxidativo. La enzima SOD neutraliza los radicales libres, en particular los radicales de superóxido, al convertirlos en peróxido de hidrógeno y oxígeno molecular. La capacidad de esta enzima de neutralizar los radicales de superóxido, que son los radicales libres más comunes en el organismo, ayuda a combatir el daño oxidativo del tejido pulmonar.

Advertencias y precauciones de uso: La enzima SOD se considera segura por lo general. Lea la etiqueta para saber si se debe tomar alguna precaución especial.

Dosis recomendada: Tome 2.000 unidades McCord-Fridovich (MF) en forma de tableta, de una a tres veces al día entre las comidas.

Vitamina A

Acciones principales: Inmunomoduladora, mantiene en buen estado las membranas mucosas del tracto respiratorio, ofrece beneficios generales para la salud

La vitamina A es una vitamina esencial que el organismo necesita para funcionar debidamente. Se necesitan cantidades adecuadas de vitamina A para el buen funcionamiento del sistema inmunológico, para ayudar a evitar las infecciones y respaldar la función pulmonar. El organismo produce vitamina A con el betacaroteno que se consume con los alimentos. Sin embargo, a veces la cantidad de esa vitamina que se forma a partir del betacaroteno no es suficiente para obtener beneficios terapéuticos y se hace necesario tomarla en suplemento vitamínico.

Advertencias y precauciones de uso: No consuma más de 25.000 UI al día sin consultar a su médico. La vitamina A es una vitamina liposoluble que no se metaboliza con la misma facilidad que las vitaminas hidrosolubles.

Dosis recomendada: Tome 25.000 UI diarias.

Vitamina C

Acciones principales: Antioxidante, inmunomoduladora, potencia la reparación y sanación de tejidos, ofrece beneficios generales para la salud

La vitamina C es uno de los antioxidantes más importantes que existen. Es capaz de disminuir las especies de oxígeno reactivo (radicales libres oxigenados) y los compuestos reactivos de nitrógeno. La vitamina C también ayuda a mantener las concentraciones celulares de glutatión reducido, otro antioxidante extremadamente importante.

En su calidad de antioxidante, la vitamina C protege las vías respiratorias bronquiales del estrés oxidativo que puede producir broncoconstricción. También es útil para contrarrestar el daño oxidativo provocado por el consumo de tabaco. Además, esta vitamina mejora la función inmunológica, actúa como agente antiinflamatorio al reducir los niveles de histamina y ayuda en la sanación de los tejidos inflamados. La vitamina C ayuda a reparar el tejido pulmonar dañado porque participa en la biosíntesis de la elastina, la principal molécula de proteína que conforma las fibras elásticas en el tabique interalveolar (pared alveolar).

Recomiendo formulaciones de vitamina C que contengan bioflavonoides, entre ellos uno conocido como rutina. Los bioflavonoides hacen mejorar en gran medida la capacidad del organismo de absorber y utilizar la vitamina C.

Advertencias y precauciones de uso: Las dosis elevadas de vitamina C pueden provocar náuseas, diarreas y flatulencia. Si tiene alguno de esos efectos nocivos, simplemente reduzca la cantidad de vitamina C que consume. Son los efectos secundarios de sobrepasar lo que se conoce como tolerancia intestinal (la cantidad máxima de vitamina C que se puede ingerir sin sufrir malestar estomacal). Quienes estén recibiendo quimioterapia contra el cáncer deberían consultar a sus médicos antes de tomar un suplemento de vitamina C.

Dosis recomendada: Tome 1.000 mg cada dos a tres horas hasta desarrollar tolerancia intestinal (vea las advertencias y precauciones), sin superar, en total, de 6.000 a 10.000 mg diarios. Para mejorar la absorción, consuma una fórmula amortiguada de vitamina C que también contenga calcio y magnesio.

Vitamina E

Acciones principales: Antioxidante, ofrece beneficios generales para la salud

La vitamina E (también conocida por su nombre químico d-alfa-tocoferol) es un potente antioxidante, una propiedad que la hace bastante útil para contrarrestar el daño oxidativo que hay en los pulmones. Tiene otros beneficios para la salud claramente establecidos que la hacen un suplemento adecuado para el mantenimiento de la salud en general. Al igual que el selenio, el organismo utiliza la vitamina E en la formación de glutatión-peroxidasa.

En lo que se refiere a la inflamación relacionada con la EPOC, las investigaciones científicas indican que la vitamina E y sus análogos (formas ligeramente modificadas de vitamina E) son inhibidores de la fosfolipasa A2. Al inhibir la liberación del ácido araquidónico, la vitamina E inhibe la formación de leucotrienos de la serie 4 y prostaglandinas de la serie 2, con sus efectos proinflamatorios. Esto significa que la vitamina E podría ayudar a disminuir la inflamación y la broncoconstricción asociadas con la EPOC.

Advertencias y precauciones de uso: No consuma más de 1.600 UI diarias de vitamina E, a menos que se lo oriente un médico. Las personas con antecedentes de trastornos hemorrágicos, accidente cerebrovascular hemorrágico, hemofilia, o deficiencia de vitamina K deberían utilizar la vitamina E con precaución extrema. Además, quienes usen fármacos anticoagulantes (o antitrombóticos), así como suplementos con efectos anticoagulantes, deberían tener cuidado con la vitamina E, pues podría acentuar la actividad de esas sustancias.

Dosis recomendada: Tome 400 UI tres o cuatro veces al día (en tabletas o cápsulas). Tómela con 50 a 100 mg de vitamina C para mejorar la absorción. Se podrían necesitar dosis más altas para lograr beneficios terapéuticos con la vitamina E. Sin embargo, no debería consumir más de 1.600 UI diarias sin la recomendación y supervisión de su médico.

Vitaminas del complejo B

Acciones principales: Potencia la reparación y sanación de tejidos, ofrece beneficios generales para la salud

Los componentes del complejo vitamínico B sirven como constituyentes de más de cien enzimas. Para que dichas enzimas realicen de manera adecuada sus funciones, entre las que se encuentran la sanación y la reparación de tejidos, se necesita una cantidad adecuada de vitaminas del complejo B.

Advertencias y precauciones de uso: Las vitaminas del complejo B se consideran seguras por lo general. Lea la etiqueta para saber si se debe tomar alguna precaución especial.

Dosis recomendada: Siga las instrucciones de la etiqueta del producto.

Zinc

Acciones principales: Inmunomodulador, antiinflamatorio, ofrece beneficios generales para la salud

El zinc es un mineral esencial que está presente en una infinidad de reacciones bioquímicas del organismo. En lo que se refiere a la EPOC, hay investigaciones que apuntan a que el zinc puede inhibir la fosfolipasa A2. Al inhibir la A2, el zinc puede contribuir a disminuir la liberación del ácido araquidónico, que reduce la formación de leucotrienos de la serie 4 y prostaglandinas de la serie 2, con sus efectos inflamatorios. Aunque se requieren más investigaciones, es razonable pensar que dicho efecto pudiera contribuir a reducir la inflamación y la broncoconstricción.

El zinc también mejora el funcionamiento del sistema inmunológico.

Advertencias y precauciones de uso: Las dosis de más de 30 mg diarios podrían producir náuseas, vómitos, sabor metálico, jaqueca o somnolencia. No tome zinc junto con antibióticos del grupo de las quinolonas o tetraciclina, ya que pueden reducir la absorción tanto de los antibióticos como del zinc. Las mujeres embarazadas, o si están lactando, no deben consumir más de 15 mg diarios de zinc.

Dosis recomendada: Tome 50 mg dos o tres veces al día (en tabletas o cápsulas).

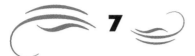

La medicina herbaria

Las hierbas medicinales han sido parte integral de las artes de sanación desde los albores de la civilización. Durante miles de años, todas las culturas que han habitado la Tierra han usado hierbas con fines medicinales. El uso medicinal de muchas hierbas sigue basándose en sus efectos demostrados históricamente, pero los análisis y estudios científicos en curso sobre los efectos de las hierbas medicinales confirman las observaciones de los herbolarios tradicionales a lo largo de la historia. Los investigadores han descubierto también nuevas aplicaciones y han sacado a la luz los muchos roles que desempeñan las hierbas medicinales en la salud humana. Quizás el beneficio más significativo de esas investigaciones es que han comenzado a dar una explicación científica sobre las acciones de muchas hierbas.

Los métodos científicos actuales son absolutamente necesarios para avanzar en el entendimiento de la ciencia y la medicina, y los estudios a doble ciego ciertamente han aportado muchos datos sobre la eficacia y seguridad de cualquier sustancia. Sin embargo, sería injusto descartar la sabiduría y los conocimientos de las hierbas medicinales recopilados por varias culturas a lo largo de la historia, por el simple hecho de que muchas hierbas valiosas aún no se han sometido a los métodos de investigación actuales o a estudios clínicos a doble ciego.

Trate de aprender todo lo que pueda sobre las hierbas medicinales porque serán un factor importante en el proceso de su sanación. Cuando pensamos en las hierbas medicinales, solemos olvidar que hay alimentos de origen vegetal que también ofrecen un espectro completo de nutrientes que complementan y apoyan el proceso de sanación. Si trabaja con un profesional preparado que no solo conozca los matices de su padecimiento, sino que esté versado en el uso de hierbas medicinales, lo más probable es que pueda determinar eficazmente las hierbas más beneficiosas para su padecimiento.

Creo que si una hierba ha sido utilizada continuamente y ha demostrado ser confiable durante siglos debido a sus bien reconocidas propiedades medicinales, ello constituye una prueba histórica de la eficacia de la hierba. Voy más allá: afirmo que el uso de los registros históricos de determinada hierba para fundamentar su valor medicinal es tan legítimo como un estudio clínico moderno a doble ciego. Haber pasado la prueba del uso tradicional a lo largo de los años, y no de estudios clínicos, proporciona la información más útil sobre cómo usar una hierba medicinal específica de manera segura, eficaz y adecuada.

Las hierbas medicinales, en general, son bastante seguras cuando se utilizan adecuadamente. Eso no quiere decir que nunca causen efectos secundarios, pero cuando se administran de manera adecuada, esos efectos son raros y significativamente menores que los efectos secundarios comunes de la mayoría de los medicamentos farmacéuticos. No exceda las dosis recomendadas. Las mujeres embarazadas, las madres que lactan o quienes estén tomando algún fármaco deben consultar a su médico antes de utilizar una hierba medicinal.

USO DE HIERBAS MEDICINALES EN CASOS DE EPOC

El valor de las hierbas medicinales como parte de un enfoque holístico integral para enfrentar los problemas de la EPOC es incalculable. En el contexto de una perspectiva que siempre se base en los enfoques alimentarios y nutricionales a los que nos hemos referido en el capítulo 5, las hierbas medicinales no solo pueden utilizarse para tratar los síntomas principales de la EPOC, sino que funcionan en sinergia para que la sanación general y la restauración de la salud tengan el mayor alcance posible.

Las hierbas medicinales que he seleccionado para incluir en este capítulo tienen bases tradicionales bien establecidas en casos de EPOC. Si bien la mayoría de las hierbas normalmente tienen múltiples acciones que se combinan entre sí, me concentro en las que son directamente pertinentes para la EPOC. Todas las hierbas medicinales que aquí se mencionan, con la excepción de la hoja de olivo, se indican para consumirse por vía oral, ya sea como extracto líquido (tintura) o como infusión ("té de hierbas medicinales"). La hoja de olivo debe tomarse en cápsulas, ya que es la forma más fácil de encontrar. No obstante, el organismo asimila los extractos líquidos en general con más facilidad que las cápsulas.

Tal vez tenga que probar con varias hierbas medicinales o combinaciones de tés herbarios antes de hallar los que funcionen de manera más eficaz en su caso. Esa es una de las razones por las que incluyo en mi lista un total de cuarenta y cinco hierbas y describo diez combinaciones de tés herbarios. A medida que conozca más sobre las hierbas medicinales, podrá ajustar mejor las opciones que le proporcionen los mayores beneficios en su caso particular.

Una fórmula herbaria líquida que considero particularmente útil para aliviar los síntomas respiratorios es el compuesto *Children's Glycerite*, de la compañía *Wise Woman Herbals,* en Oregón (en el apéndice 1 se indica la forma de contactarla). Este compuesto parte de la fórmula utilizada en el nebulizador para la EPOC que se mencionó en el último capítulo, pero se presenta aquí nuevamente ya que también es útil en forma de tintura por vía oral. El extracto líquido Children's Glycerite se ha formulado de acuerdo con los principios tradicionales sobre el uso de hierbas medicinales para ayudar con los síntomas respiratorios y, a pesar de que su nombre se refiere a los niños, es apropiada para los adultos. La fórmula contiene equinácea, corteza de cereza silvestre, yerba santa, helenio, sello de oro, chuchupaste, gordolobo, jengibre y aceite esencial de naranja agria en una base de glicerina vegetal. Mezcle entre 20 y 60 gotas (1 a 2 ml) en un vaso de agua y tómelo de una a cuatro veces al día.

En el apéndice 1 puede hallar información para contactar a otros renombrados proveedores de extractos herbarios y hierbas medicinales al por mayor.

TRABAJO CON LAS HIERBAS MEDICINALES

Al inicio, acostumbrarse al trabajo con hierbas medicinales podría tomar algún tiempo, pero puede llegar a ser un proceso agradable, en particular cuando se comienzan a utilizar hierbas medicinales a granel para preparar fórmulas con distintas combinaciones de tés herbarios. Tal vez desee consultar un libro sobre medicina herbaria para aprender más sobre este antiguo arte. En el apéndice 2 encontrará algunas sugerencias.

Terminología herbaria

Para ayudarle en los inicios de su trabajo con las hierbas medicinales, hay algunos términos que deberá entender. Una *tintura* es un tipo de extracto líquido herbario que suele prepararse con alcohol o agua. También existen extractos líquidos sin alcohol. Dichos extractos no alcohólicos suelen prepararse con glicerina vegetal y son los indicados para quienes no toleran el alcohol.

Un *extracto estandarizado* es un extracto herbario altamente procesado para asegurar que contenga cierta cantidad de componentes químicos específicos que se cree contribuyen a la eficacia de las hierbas. (Al ser extractos altamente procesados que se parecen más a los fármacos que las fórmulas herbarias tradicionales, en el capítulo 6 entro en detalles sobre el uso de extractos estandarizados de cardo mariano y ginkgo biloba, junto a otros suplementos dietéticos).

Una *infusión* es un extracto herbario diluido en agua de hojas y flores, que se conoce comúnmente como "té de hierbas medicinales". La infusión se prepara remojando hojas o flores en agua hirviente. Vierta 1 pinta (0,47 litros) de agua hirviente sobre 0,5 a 1 onza (15 a 30 ml) de la hierba seca en un recipiente esmaltado, de porcelana o de cristal. La hierba seca puede estar en una bolsa de té, un filtro de té o suelta. Deje reposar la mezcla durante unos diez minutos. Cuélela y bébala tibia. Se le puede añadir algo de miel para mejorarle el sabor.

Otro tipo de té herbario, que se hace a fuego lento con raíces, corteza, u otra materia dura, se denomina *decocción* o *cocimiento*. Para preparar un cocimiento, hierva más o menos 0,5 onzas (14,8 ml) de hierba (raíces, corteza o semillas) por taza de agua en un recipiente de cristal durante unos diez minutos y luego déjelo reposar, tapado, durante tres a cinco minutos más. Cuélelo y bébalo tibio. Como en las infusiones, se le puede añadir un poco de miel para mejorar el sabor.

Según las técnicas clásicas de elaboración de medicinas, la mayoría de las raíces, cortezas y semillas deben prepararse como decocciones (a fuego lento), a diferencia de la infusión (por remojo). La excepción son las raíces ricas en aceites volátiles, como la valeriana. Las infusiones ricas

CUADRO 8.
ACCIONES DE LAS HIERBAS MEDICINALES ÚTILES
PARA TRATAR LA EPOC

Acción	Efecto
Antiespasmódica	Alivia los espasmos musculares
Antiinflamatoria	Reduce la inflamación subyacente
Antimicrobiana (además es antibacteriana, antifúngica y antivírica)	Elimina los organismos que pueden provocar infecciones
Antioxidante	Ayuda a sanar y proteger contra el daño oxidativo (en el capítulo 6 se ofrecen más detalles)
Antitusiva	Alivia la tos
Astringente	Tonifica y tensa los tejidos; atenúa las secreciones excesivas
Broncodilatadora	Ayuda a relajar los músculos lisos bronquiales para que los bronquios y bronquiolos puedan expandirse
Emoliente	Crea una capa que tiene un efecto lenitivo sobre el tejido irritado
Diaforético	Estimula la transpiración
Expectorante	Hace que sea más fácil expulsar las secreciones mucosas de las vías respiratorias
Inmunomoduladora	Contribuye al el funcionamiento del sistema inmunológico
Sedante	Calmante del sistema nervioso (también se le llama tónico nervioso)
Tónica	Ayuda a sanar y sostener la función y la estructura de los tejidos u órganos

en aceites volátiles (que contienen hierbas medicinales como el tomillo y muchas otras plantas de la familia de la menta) deben taparse al ponerse a remojar, para evitar que pierdan los aceites volátiles.

Las recetas de las fórmulas herbarias a menudo usan como medida lo que se conoce como *parte*. Una parte puede ser cualquier cantidad que usted seleccione, en dependencia de la cantidad total del preparado que esté haciendo. La parte simplemente representa una proporción. Por ejemplo: si decide que una parte es una taza, entonces la receta que indique una parte de menta, dos partes de manzanilla y una de hojas de ortigas, tendrá una taza de menta, dos tazas de manzanilla y una de hojas de ortigas; es decir, un total de cuatro tazas de la fórmula.

Al determinar las dosis de las tinturas y extractos líquidos, tenga en cuenta que 1 mililitro (ml) equivale aproximadamente a 28 gotas. Una onza equivale aproximadamente a 30 ml.

LAS HIERBAS MEDICINALES

Las siguientes descripciones explican los usos tradicionales de las hierbas más importantes para la EPOC. En algunos casos también he indicado los hallazgos de las investigaciones científicas actuales para fundamentar aun más las acciones y la utilización de las hierbas medicinales.

Esta es solo una breve introducción a algunas de las diferentes funciones de dichas hierbas medicinales. Muchos libros excelentes dedicados a la medicina herbaria explican con mayor detalle los efectos de estas y otras hierbas. En el apéndice 2 he incluido algunas sugerencias de lecturas adicionales.

Ajo (*Allium sativum*)
Acciones principales: Antimicrobiano, antivírico, antioxidante, reductor de lípidos
Parte utilizada: El bulbo fresco entero

Entre sus múltiples aplicaciones medicinales, el ajo se ha usado históricamente para tratar infecciones e inflamaciones, así como para disolver las secreciones mucosas del tracto respiratorio. El ajo crudo y fresco tiene un largo historial de utilización tradicional como tratamiento para las infecciones del tracto respiratorio, entre ellas las asociadas con la bronquitis. En estudios de laboratorio, el ajo ha demostrado tener la capacidad de eliminar varios microorganismos, como el estafilococo, el estreptococo y diversos virus.

El ajo también tiene propiedades antioxidantes. Las investigaciones han revelado que aumenta los niveles intracelulares del glutatión reducido, lo que impide que los radicales libres roben electrones indiscriminadamente de las membranas celulares u otras moléculas. Los efectos antioxidantes del ajo se ven potenciados por el hecho de que contiene selenio, un antioxidante importante. Aunque no guarda relación directa con la EPOC, la bien conocida capacidad del ajo de reducir el colesterol sérico total y las lipoproteínas de baja densidad (LDL-colesterol o colesterol "malo") es un beneficio positivo para la salud que no debe soslayarse.

Advertencias y precauciones de uso: El ajo podría causar malestar estomacal en personas con sensibilidad a este compuesto, como los bebés lactantes. Quienes utilicen fármacos anticoagulantes (o antitrombóticos) o suplementos con efectos anticoagulantes deberían tener cuidado con el ajo, porque puede acentuar la actividad de tales sustancias.

Dosis recomendada: Tome 2 ml de tintura mezclada con 4 onzas (118 ml) de agua o jugo dos o tres veces al día.

Astrágalo (*Astragalus membranaceous*)
Acciones principales: Antivírico, antioxidante, inmunomodulador, tónico
Parte utilizada: La raíz seca

El astrágalo es una hierba importante en la medicina tradicional china. Es útil para combatir las infecciones de las membranas mucosas, sobre todo las del tracto respiratorio. También es un excelente tónico para el fortalecimiento de los pulmones y para paliar la debilidad y el desgaste a menudo presentes en la EPOC. El astrágalo también ha demostrado ser un inhibidor de la lipoperoxidación, siendo útil como antioxidante.

Advertencias y precauciones de uso: No se ha reportado ningún efecto adverso. No utilice el astrágalo si tiene fiebre.

Dosis recomendada: Tome de 1 a 2 ml de tintura mezclada con 4 onzas (118 ml) de agua, tres o cuatro veces al día.

Cardo mariano (*Silybum marianum*)
Acciones principales: Antioxidante, protector del hígado
Parte utilizada: La semilla

La semilla de cardo mariano es una hierba importante para las personas que padecen de EPOC porque ayuda a contrarrestar el estrés al que esa afección somete al hígado. Dado que el extracto de cardo mariano mejor estudiado es un extracto estandarizado altamente procesado, esta hierba se aborda en detalle en el capítulo 6 con otros suplementos dietéticos.

Advertencias y precauciones de uso: La semilla de cardo mariano se considera segura por lo general, cuando se utiliza según las instrucciones.

Dosis recomendada: Tome de 1 a 2 ml de tintura mezclada con 4 onzas (118 ml) de agua o jugo dos o tres veces al día. Si utiliza un extracto estandarizado, la dosis es de 140 a 420 mg diarios (divididos en dos o tres dosis) de extracto de cardo mariano estandarizado a silimarina al 80 por ciento (en cápsulas o tabletas).

Cayena (*Capsicum annuum*)
Acciones principales: Antimicrobiana, estimulante de la circulación, expectorante
Parte utilizada: La fruta madura

La pimienta cayena, obtenida de chiles maduros, es útil como expectorante para ayudar a expulsar las espesas secreciones mucosas que caracterizan a la EPOC. La cayena también actúa como estimulante para mejorar la circulación sanguínea. Debido a esa capacidad, la cayena se añade a fórmulas con otras hierbas medicinales para aumentar su absorción y eficacia. La cayena también tiene capsaicinoides, compuestos que en investigaciones de laboratorio han demostrado tener efectos antimicrobianos contra el estreptococo piógeno (*Streptococcus pyogenes*).

Advertencias y precauciones de uso: Por lo general, la cayena se considera segura cuando se utiliza en la forma recomendada.

Dosis recomendada: Tome 1 ml de tintura mezclada con 4 onzas (118 ml) de agua o jugo de tres a cinco veces al día.

Cereza silvestre (*Prunus serotina*)
Acciones principales: Antitusiva, sedante
Parte utilizada: La corteza

La corteza de cereza silvestre es bien conocida como remedio tradicional para la tos y se le agrega a muchas fórmulas herbarias de jarabes antitusivos. Ayuda a calmar los nervios relacionados con los conductos bronquiales. Esto puede aliviar los episodios de tos excesiva y espasmódica que suelen ocurrir con la EPOC. Sin embargo, no utilice la cereza silvestre cuando tenga tos con expectoración, pues ese tipo de tos ayuda a disolver las secreciones mucosas en los conductos bronquiales.

Advertencias y precauciones de uso: La corteza de cereza silvestre se considera segura por lo general, cuando se utiliza en la forma recomendada.

Dosis recomendada: Tome de 0,5 a 1 ml de tintura mezclada con 4 onzas (118 ml) de agua dos o tres veces al día.

Chuchupaste (*Ligusticum porterii*)
Acciones principales: Antiinflamatorio, antimicrobiano, expectorante
Parte utilizada: La raíz

La raíz del chuchupaste (osha o hierba del cochino) es un remedio tradicional de los aborígenes norteamericanos, con un largo historial en el tratamiento de las afecciones respiratorias y la inflamación. La raíz del chuchupaste tiene propiedades expectorantes, antimicrobianas y antiinflamatorias que la hacen particularmente útil en los casos de

EPOC. Es muy recomendable para la mayoría de las infecciones del tracto respiratorio, en especial las de origen viral. Es eficaz para tratar la inflamación de los bronquios y ayuda a expulsar las secreciones mucosas respiratorias. Dado que también tiene propiedades relajantes de los músculos lisos bronquiales, la osha o chuchupaste facilita la respiración al aliviar la broncoconstricción. El chuchupaste también induce la sudoración y ayuda a eliminar las toxinas a través de los poros.

Advertencias y precauciones de uso: Las mujeres embarazadas deberían evitar esta hierba.

Dosis recomendada: Tome de 1 a 2 ml de tintura mezclada con 4 onzas (118 ml) de agua, tres o cuatro veces al día.

Equinácea (*Echinacea purpurea, E. angustifolia, E. pallida*)
Acciones principales: Antiinflamatoria, inmunomoduladora, protege el colágeno
Partes utilizadas: La raíz fresca, las hojas y las flores

La equinácea tiene una serie de efectos que la hacen adecuada para las personas que padecen de EPOC. La equinácea tal vez sea más conocida como inmunomoduladora, una sustancia que mejora la capacidad del sistema inmunológico de enfrentar las infecciones. Los estudios muestran que la equinácea estimula la actividad de los macrófagos, granulocitos y leucocitos, células inmunológicas que atacan y destruyen los microbios que causan enfermedades. Esta hierba medicinal parece ser útil en especial para las infecciones del tracto respiratorio. En estudios clínicos, la equinácea disminuyó la gravedad de las infecciones del tracto respiratorio y redujo la duración de los síntomas.

Los estudios de laboratorio han mostrado que la equinácea mejora la capacidad de los leucocitos de eliminar la bacteria *Staphylococcus aureus* (conocida como estafilococo). Esta es una propiedad importante, porque a muchos pacientes de EPOC se les ha detectado en los análisis médicos una cepa de estafilococo resistente a la meticilina. La bacteria *Staphylococcus aureus* con frecuencia es el agente patógeno que se encuentra en los episodios recurrentes de neumonía que sufren las personas que padecen de EPOC. Debido a su resistencia a los antibióticos, cualquier neumonía puede ser particularmente seria para los pacientes de EPOC. Por ello la equinácea siempre debe tenerse en cuenta en los tratamientos de las infecciones relacionadas con estafilococos, dada su capacidad de estimular la capacidad antiinfecciosa del sistema inmunológico.

Los estudios de laboratorio también han demostrado que la equinácea puede ayudar a proteger la integridad del colágeno (un componente importante del tejido conectivo presente en muchas estructuras del organismo). Dicho efecto puede estar relacionado con el contenido de derivados de ácidos cafeicos de la equinácea, conocidos como equinacósidos. Se ha demostrado que estos compuestos protegen el colágeno de tipo III ante el daño oxidativo de los radicales libres. Como el colágeno de tipo III es uno de los componentes del tabique interalveolar, la equinácea puede contribuir a mantener la integridad estructural del acino y estimular la sanación del tejido dañado.

Los estudios de laboratorio también apuntan a que la equinácea actúa como antiinflamatorio debido a sus efectos sobre la ciclooxigenasa y la 5-lipoxigenasa. Al inhibir la ciclooxigenasa y la 5-lipoxigenasa, la equinácea podría disminuir la formación de leucotrienos de la serie 4 y prostaglandinas de la serie 2, con sus efectos inflamatorios. Ello pudiera contribuir a reducir la inflamación en las paredes bronquiales, abrir la vía respiratoria y disminuir la producción de mucosidad.

Advertencias y precauciones de uso: La equinácea se considera segura por lo general, si se emplea según las instrucciones.

Dosis recomendada: Tome 2 ml de tintura mezclada con 4 onzas (118 ml) de agua, de tres a seis veces al día. En casos de infección intensa, tome hasta 4 ml cada una a dos horas hasta que disminuya la infección.

Ginkgo (*Ginkgo biloba*)

Acciones principales: Antiinflamatorio, antioxidante, mejora la microcirculación (circulación de la sangre en los vasos capilares)

Parte utilizada: La hoja

El ginkgo tiene efectos antiinflamatorios y antioxidantes que lo hacen útil en casos de EPOC. El extracto estandarizado de *ginkgo biloba* ha sido estudiado ampliamente por su capacidad de mejorar la circulación sanguínea periférica (la circulación de los vasos sanguíneos más pequeños), incluida la circulación de sangre hacia el cerebro. En el capítulo 6 se hace una exposición más detallada de los beneficios de esta hierba.

Advertencias y precauciones de uso: Las personas que utilicen fármacos anticoagulantes (o antitrombóticos) o suplementos con efectos anticoagulantes deberían tener cuidado con el *ginkgo biloba,* pues podría acentuar la actividad de esas sustancias.

Dosis recomendada: Tome de 1 a 2 ml de tintura mezclada con 4 onzas (118 ml) de agua, tres o cuatro veces al día. Si utiliza un extracto estandarizado, la dosis es de 120 a 240 mg diarios en dosis divididas, o siga las instrucciones del fabricante.

Ginseng (*Panax ginseng*)
Acciones principales: Tónico rejuvenecedor, antioxidante
Parte utilizada: La raíz

En la medicina tradicional china, el ginseng es un valioso tónico útil para ayudar a las personas a recuperarse de enfermedades debilitantes. Se le considera muy adecuado para las personas de la tercera edad y para los convalecientes. Dado que la EPOC suele afectar más a las personas de la mediana y tercera edad, el ginseng es bastante útil para tratar la debilidad asociada con la EPOC y el envejecimiento. El ginseng fortalece los pulmones y contribuye a la energía física y la agudeza mental. También tiene efectos antioxidantes debido a su capacidad de aumentar la actividad de la glutatión-peroxidasa en el hígado. Además, hay algunas investigaciones que apuntan a que el ginseng puede estimular el sistema inmunológico.

Advertencias y precauciones de uso: Según la medicina tradicional china, no se debe utilizar el ginseng en casos de fiebre o infección aguda. Si padece de cardiopatía o diabetes, consulte a su médico antes de consumir ginseng.

Dosis recomendada: Tome de 1 a 2 ml de tintura mezclada con 4 onzas (118 ml) de agua, dos o tres veces al día.

Gordolobo (*Verbascum thapsus*)

Acciones principales: Antiinflamatorio, emoliente, expectorante, tónico respiratorio
Partes utilizadas: La hoja y la flor

La hoja del gordolobo tiene tradicionalmente un largo historial como tónico para el tracto respiratorio y para el tratamiento de infecciones respiratorias. El verbasco o gordolobo, al igual que la raíz de malvavisco, tiene un efecto muy calmante en las membranas mucosas del tracto respiratorio. El gordolobo alivia la inflamación y tiene una acción expectorante en los casos de flema asociada con la bronquitis crónica.

Advertencias y precauciones de uso: El gordolobo se considera seguro por lo general, cuando se utiliza en la forma recomendada.

Dosis recomendada: Tome de 2 a 3 ml de tintura mezclada con 4 onzas (118 ml) de agua, tres o cuatro veces al día.

Grindelia (*Grindelia camporum*)

Acciones principales: Antimicrobiana, antiinflamatoria, expectorante
Partes utilizadas: Las hojas secas y las flores

Comúnmente conocida como hierba para el asma, la grindelia tiene tradicionalmente la reputación de ayudar a aliviar la irritación bronquial y la tos seca asociadas con la constricción de las vías respiratorias y la sibilancia. La grindelia también es útil cuando hay infecciones del tracto respiratorio superior. En estudios de laboratorio, ha demostrado tener acción antimicrobiana y efectos antiinflamatorios.

Advertencias y precauciones de uso: La grindelia generalmente se considera segura cuando se utiliza en la forma recomendada.

Dosis recomendada: Tome de 1 a 2 ml de tintura mezclada con 4 onzas (118 ml) de agua, de dos a cuatro veces al día.

Helenio (*Inula helenium*)

Acciones principales: Antimicrobiano, expectorante, tónico respiratorio
Partes utilizadas: La raíz (rizoma) y la flor

El helenio o énula campana es útil para reducir las secreciones mucosas excesivas y la tos húmeda y productiva típicas de la bronquitis crónica. El helenio también suaviza las membranas mucosas irritadas del tracto respiratorio. Esta hierba medicinal tiene compuestos denominados lactonas sesquiterpénicas que han demostrado tener una acción antimicrobiana, además de efectos antibacterianos y antifúngicos, en estudios de laboratorio.

Advertencias y precauciones de uso: Las mujeres embarazadas deberían evitar el helenio.

Dosis recomendada: Tome de 1 a 2 ml de tintura mezclada con 4 onzas (118 ml) de agua, de tres a cinco veces al día.

Hisopo (*Hyssopus officinalis*)

Acciones principales: Antimicrobiano, expectorante, puede inhibir los espasmos
Partes utilizadas: La hoja y la flor

El hisopo es bien conocido como expectorante y ha sido utilizado históricamente para ayudar a aliviar la congestión de moco bronquial en los pulmones. El hisopo también tiene compuestos que son antimicrobianos y antivíricos.

Advertencias y precauciones de uso: El hisopo se considera seguro por lo general, cuando se utiliza según las instrucciones. No lo utilice durante el embarazo.

Dosis recomendada: Tome de 1 a 2 ml de tintura mezclada con 4 onzas (118 ml) de agua, dos o tres veces al día.

Jengibre (*Zingiber officinale*)

Acciones principales: Antiinflamatorio, diaforético, expectorante
Parte utilizada: La raíz

Aunque tal vez el jengibre sea más conocido por su capacidad de mejorar la digestión y aliviar las náuseas, vómitos, indigestión y gases, también es un remedio presente en fórmulas para la tos y los resfriados en la medicina tradicional china y otros tipos de medicina antigua. Además, las investigaciones han demostrado que tiene propiedades antiinflamatorias. En estudios de laboratorio, el jengibre inhibió la 5-lipoxigenasa y la ciclooxigenasa, efecto que reduce la formación de leucotrienos de la serie 4 y prostaglandinas de la serie 2, con sus efectos proinflamatorios. Al disminuir los leucotrienos y las prostaglandinas proinflamatorias, se reducirán a su vez la inflamación y la broncoconstricción. El jengibre también ha sido empleado como expectorante y para aliviar la falta de aire.

Advertencias y precauciones de uso: Por lo general, el jengibre se considera seguro cuando se utiliza en la forma recomendada.

Dosis recomendada: Tome de 1 a 2 ml de tintura mezclada con 4 onzas (118 ml) de agua o jugo, tres o cuatro veces al día.

Malvavisco (*Althaea officinalis*)

Acciones principales: Antiinflamatorio, antioxidante, emoliente, expectorante
Partes utilizadas: La raíz, la hoja

El malvavisco tiene un efecto emoliente y muy lenitivo en las membranas mucosas del tracto respiratorio. Es particularmente útil cuando la irritación e inflamación de los bronquios están asociadas con la tos seca y sin expectoración. En estudios de laboratorio, el malvavisco también demostró una gran actividad antioxidante.

Advertencias y precauciones de uso: El malvavisco se considera seguro por lo general, cuando se utiliza de la forma recomendada.

Dosis recomendada: Tome de 2 a 3 ml de tintura mezclada con 4 onzas (118 ml) de agua, tres o cuatro veces al día.

Marrubio blanco (*Marrubium vulgare*)

Acciones principales: Antimicrobiano, antiespasmódico, expectorante

Partes utilizadas: La hoja y la flor

El marrubio se ha usado mucho a lo largo de la historia para infecciones del tracto respiratorio, en particular la bronquitis. Se ha utilizado tradicionalmente para tratar la inflamación de las membranas mucosas del tracto respiratorio cuando esta viene acompañada de un aumento de la circulación de secreciones mucosas. Esta hierba se considera especialmente útil para la tos sin expectoración. En estudios de laboratorio, el marrubio blanco ha mostrado acción antimicrobiana, además de efectos contra los virus y las bacterias.

Advertencias y precauciones de uso: No utilice el marrubio durante el embarazo.

Dosis recomendada: Tome de 1 a 2 ml de tintura mezclada con 4 onzas (118 ml) de agua o jugo tres o cuatro veces al día.

Mirra (*Commiphora molmol*)
Acciones principales: Antiinflamatoria, antimicrobiana, expectorante
Parte utilizada: La resina

Aunque la mirra es mejor conocida como ingrediente del incienso, su uso medicinal para la EPOC está bien fundamentado. La mirra es particularmente útil en casos de bronquitis crónica, cuando las membranas mucosas se han vuelto perezosas y hay secreciones mucosas excesivas y persistentes, y en casos de bronquiectasia, en que el esputo verde suele indicar la presencia de pus acumulado. Sea por inflamación crónica o infección, siempre que haya moco bronquial excesivo y persistente en el tracto respiratorio, la mirra deberá tenerse en cuenta como parte del protocolo terapéutico.

Advertencias y precauciones de uso: La mirra se considera segura por lo general, cuando se utiliza según las instrucciones. Las mujeres embarazadas deberían evitar usarla.

Dosis recomendada: Tome de 1 a 2 ml de tintura mezclada con 4 onzas (118 ml) de agua, de dos a cuatro veces al día.

Regaliz (*Glycyrrhiza glabra*)

Acciones principales: Antiinflamatorio, antivírico, expectorante
Parte utilizada: La raíz

El regaliz tiene propiedades antiinflamatorias bien establecidas. También ha demostrado tener efectos antivíricos en estudios de laboratorio. En su calidad de agente antiviral, el regaliz es eficaz contra las infecciones de la influenza, una propiedad que beneficia a los pacientes de EPOC. El regaliz tiene un efecto lenitivo en las membranas mucosas del tracto respiratorio y es útil para atenuar la flema asociada con la bronquitis crónica.

En estudios de laboratorio, el regaliz inhibió la ciclooxigenasa y la lipoxigenasa. El efecto sobre dichas enzimas disminuye la formación de leucotrienos de la serie 4 y prostaglandinas de la serie 2, que conlleva a la disminución de la inflamación y la broncoconstricción de las paredes bronquiales.

Advertencias y precauciones de uso: Las personas con hipertensión, diabetes, problemas renales, cirrosis hepática y otras afecciones hepáticas no deberían utilizar la raíz de regaliz entera ni extractos de regaliz que contengan glicirricina. No consuma extractos de glicirricina ni de raíz de regaliz entera junto con medicamentos contra la hipertensión arterial o laxantes. El uso excesivo y prolongado de la raíz entera o de extractos de regaliz que contienen glicirricina puede producir hipertensión. No obstante, si el consumo de esta hierba medicinal produce un aumento de la tensión arterial, esta volverá a su nivel normal al dejar de consumirla. No utilice el regaliz durante el embarazo.

Dosis recomendada: Tome de 1 a 2 ml de tintura mezclada con 4 onzas (118 ml) de agua, tres o cuatro veces al día.

Sello de oro (*Hydrastis canadensis*)

Acciones principales: Astringente, antibacteriano, antiinflamatorio
Parte utilizada: La raíz (rizoma)

El sello de oro tiene un efecto secante y purificador de las membranas mucosas. Esa acción astringente lo hace útil para tratar la inflamación crónica y las secreciones mucosas excesivas características de la EPOC. Esta hierba tiene una reputación tradicional por su eficacia contra las infecciones del tracto respiratorio.

En estudios de laboratorio, el sello de oro ha demostrado tener efectos antimicrobianos contra el estreptococo piógeno (*Streptococcus pyogenes*) y el estafilococo áureo (*Staphylococcus aureus*). La combinación de extractos de equinácea y sello de oro es un remedio tradicional que pudiera ayudar a proteger contra los patógenos presentes en las infecciones respiratorias recurrentes comunes de la EPOC.

Advertencias y precauciones de uso: El sello de oro debe evitarse en casos de deficiencia de glucosa-6-fosfato deshidrogenasa (un padecimiento hereditario común en las personas de ascendencia africana que provoca la destrucción prematura de los glóbulos rojos cuando una persona afectada se expone a ciertos medicamentos o sustancias químicas, como el sello de oro, que pueden provocar estrés oxidativo). El sello de oro deberá usarse solo durante una semana o dos cada vez, ya que puede destruir las bacterias intestinales beneficiosas.

Dosis recomendada: Tome de 1 a 2 ml de tintura mezclada con 4 onzas (118 ml) de agua, tres o cuatro veces al día.

Tomillo (*Thymus officinalis*)

Acciones principales: Antimicrobiano, expectorante, antiespasmódico bronquial

Partes utilizadas: La hoja y la flor

El tomillo puede contribuir a aliviar los espasmos bronquiales que con tanta frecuencia acompañan la tos ocasionada por la EPOC. El tomillo también es bastante útil para el tratamiento de la inflamación y las secreciones mucosas excesivas que suelen estar asociadas con la EPOC. El tomillo estimula los cilios para que puedan ejecutar mejor su función de barrido de las secreciones y tiene un gran efecto antibacteriano.

Advertencias y precauciones de uso: El tomillo se considera seguro por lo general, cuando se utiliza de la forma recomendada.

Dosis recomendada: Tome de 1 a 2 ml de tintura mezclada con 4 onzas (118 ml) de agua, tres o cuatro veces al día.

Valeriana (*Valeriana officinalis*)
Acciones principales: Sedante, antiespasmódica
Parte utilizada: La raíz

La valeriana tiene una gran reputación tradicional por su eficacia como sedante natural y su utilidad para calmar los nervios y aliviar la ansiedad y el insomnio. Las personas que padecen de EPOC pueden volverse ansiosas y nerviosas cuando padecen de falta de aire (disnea). En un episodio de disnea aguda, la valeriana puede ayudar a la persona afectada a relajarse y calmarse mientras se busca una forma de facilitarle la respiración. Aunque aún se estudia el modo exacto en que funciona, algunos investigadores creen que sus efectos sedantes tal vez estén relacionados con su contenido del compuesto químico conocido como ácido valerénico. Según los estudios, este ácido valerénico desacelera la descomposición del ácido gamma-aminobutírico (GABA), un importante neurotransmisor (un tipo de mensajero químico del cerebro). El GABA actúa como inhibidor del flujo de un nervio hacia otro, lo que tiene un efecto relajante sobre el organismo. Se cree que el aumento de la cantidad de GABA es lo que otorga a la valeriana sus propiedades sedantes.

Advertencias y precauciones de uso: La valeriana se considera segura por lo general, cuando se utiliza según las instrucciones.

Dosis recomendada: Tome de 1 a 2 ml de tintura mezclada con 2 onzas (59 ml) de agua según sea necesario.

Yerba santa (*Eriodictyon californicum*)
Acciones principales: Expectorante
Parte utilizada: La hoja

La yerba santa es particularmente útil en casos de bronquitis crónica. Actúa como expectorante para ayudar a despejar la flema de los conductos bronquiales. Puede ser muy útil en este caso cuando se le combina con la grindelia.

Advertencias y precauciones de uso: La yerba santa se considera segura por lo general, cuando se utiliza según las instrucciones.

Dosis recomendada: Tome 1 ml mezclado con 4 onzas (118 ml) de agua dos o tres veces al día.

FÓRMULAS COMBINADAS CONTRA LA EPOC

Los tés de hierbas medicinales se usan desde hace mucho tiempo en la medicina. Los tés herbarios no solo proporcionan un beneficio medicinal directo, sino que son agradables y sirven como excelente sustituto del café o el té negro. Las fórmulas siguientes son combinaciones de hierbas medicinales preparadas como infusión para tomarlas como té. En el cuadro 9 (véanse las páginas 157–58) se presenta un resumen de todas las hierbas utilizadas en dichas fórmulas. Se detallan las partes de la hierba que deben utilizarse, así como los principales efectos que tienen.

Las fórmulas comienzan en la página 159 y se dividen en tres grupos: fórmulas lenitivas, fórmulas expectorantes y fórmulas calmantes. Se pueden conseguir las hierbas medicinales a granel, preparar las fórmulas según las proporciones que se indican y almacenar cada fórmula con ingredientes secos en un frasco etiquetado, listas para su uso. Como la cantidad de cada ingrediente se da en "partes" (una unidad de medida que usted escogerá, siempre que cada parte sea igual), estas recetas le permiten mezclar mucho o poco de una fórmula, según su gusto. Si las fórmulas de componentes secos se guardan en un área fresca y seca, se conservarán durante años.

Muchas de estas hierbas medicinales se pueden adquirir a granel en la tienda de alimentos naturales de su localidad. En el apéndice 1 se ofrece información sobre cómo pedir por correo hierbas medicinales a granel.

CUADRO 9.
HIERBAS UTILIZADAS EN INFUSIONES
PARA TRATAR LA EPOC

Nombre común	Nombre botánico	Parte(s) utilizadas	Acciones principales
Anís	*Pimpinella anisum*	La semilla	Saborizante, antimicrobiano, expectorante
Cereza silvestre	*Prunus serotina*	La corteza	Antitusivo, sedante para los nervios respiratorios
Cola de caballo	*Equisetum arvense*	El tallo	Diurético, astringente
Gordolobo	*Verbascum thapsus*	La hoja	Emoliente, expectorante, tónico respiratorio
Helenio	*Inula helenium*	La raíz	Antiséptico, expectorante
Hinojo	*Foeniculum vulgare*	La semilla	Antiséptico, mucolítico
Lavanda	*Lavandula angustifolium*	La flor	Sedante
Linaza	*Linum usitatissimum*	La semilla	Antiinflamatoria, emoliente
Milenrama	*Achillea millefolium*	La flor, la hoja	Antiinflamatorio, astringente, tónico
Malvavisco	*Althaea officinalis*	La hoja, la raíz	Emoliente
Manzanilla	*Matricaria recutita*	La flor	Antiespasmódica, sedante
Menta	*Mentha piperita*	La hoja	Antiespasmódica, tónico
Ortiga	*Urtica dioica*	La hoja	Inmunomodulador, antiinflamatorio, tónico

CUADRO 9.
HIERBAS UTILIZADAS EN INFUSIONES
PARA TRATAR LA EPOC
(continued)

Nombre común	Nombre botánico	Parte(s) utilizadas	Acciones principales
Plátano de cocinar	Plantago spp.	La hoja	Antibacteriano, antimicrobiano, antiinflamatorio, emoliente, expectorante
Pulmonaria	Pulmonaria officinalis	La hoja	Emoliente, expectorante
Regaliz	Glycyrrhiza glabra	La raíz	Antiinflamatorio, expectorante, emoliente
Salvia	Salvia officinalis	La hoja	Antimicrobiana, antiespasmódica, astringente, antitrombótica
Saúco	Sambucus nigra	La flor	Antimicrobiano, antiinflamatorio, antivírico, inmunomodulador
Tomillo	Thymus vulgaris	La hoja	Antimicrobiano, antiséptico
Valeriana	Valeriana officinalis	La raíz	Antiespasmódica, sedante

Nota: El helenio, la linaza, el hinojo, la raíz de regaliz, la salvia, la valeriana y la milenrama no se deberían usar durante el embarazo.

Fórmulas lenitivas

Las siguientes fórmulas alivian los pasajes bronquiales y ayudan a sanar el tejido pulmonar dañado.

FÓRMULA 1

Linaza	2 partes
Raíz de regaliz	1 parte
Raíz de malvavisco	1 parte

Deje en infusión una cucharadita de la fórmula en una taza de agua hirviente. Endulce con miel si es necesario. Utilícela hasta tres veces al día.

FÓRMULA 2

Semilla de anís	1 parte
Semilla de hinojo	1 parte
Raíz de regaliz	1 parte
Hojas de plátano	1 parte

Deje en infusión una cucharadita de la fórmula en una taza de agua hirviente. Endulce con miel si es necesario. Utilícela hasta tres veces al día.

FÓRMULA 3

Raíz de regaliz	1 parte
Hoja de malvavisco	1 parte
Raíz de malvavisco	1 parte
Gordolobo	1 parte

Deje en infusión una cucharadita de la fórmula en una taza de agua hirviente. Endulce con miel si es necesario. Utilícela hasta cuatro veces al día.

FÓRMULA 4

Raíz de helenio	1 parte
Pulmonaria	1 parte
Hoja de ortigas	1 parte
Tomillo	1 parte

Deje en infusión una cucharadita de la fórmula en una taza de agua hirviente. Endulce con miel si es necesario. Utilícela hasta cuatro veces al día.

Fórmulas expectorantes

Estos preparados ayudan a contener la congestión, la tos y la inflamación respiratoria.

FÓRMULA 5

Pulmonaria	1 parte
Gordolobo	1 parte
Hojas de plátano	1 parte

Deje en infusión una cucharadita de la fórmula en una taza de agua hirviente. Endulce con miel si es necesario. Utilícela una vez al día.

FÓRMULA 6

Hojas de plátano	4 partes
Pulmonaria	2 partes
Hojas de ortigas	2 partes
Flores de milenrama	1 parte

Deje en infusión dos cucharaditas de la fórmula en una taza de agua hirviente. Endulce con miel si es necesario. Utilícela una vez al día.

FÓRMULA 7

Pulmonaria	2 partes
Hojas de plátano	2 partes
Cola de caballo	1 parte
Hojas de ortigas	1 parte

Deje en infusión tres cucharaditas de la fórmula en una taza de agua hirviente. Endulce con miel si es necesario. Utilícela una vez al día.

FÓRMULA 8

Flores de milenrama	4 partes
Pulmonaria	2 partes
Hoja de plátano	2 partes
Raíz de malvavisco	1 parte
Salvia	1 parte

Deje en infusión una cucharadita de la fórmula en una taza de agua hirviente. Endulce con miel si es necesario. Utilícela hasta dos veces al día.

FÓRMULA 9

Flor de saúco	4 partes
Raíz de helenio	4 partes
Gordolobo	4 partes
Tomillo	4 partes
Corteza de cereza silvestre	4 partes
Hoja de menta	1 parte
Salvia	1 parte

Deje en infusión tres cucharaditas de la fórmula en una taza de agua hirviente. Endulce con miel si es necesario. Utilícela hasta tres veces al día.

Fórmula calmante

Esta formulación tiene un efecto calmante y puede utilizarse como sedante.

FÓRMULA 10

Semilla de hinojo	3 partes
Flores de milenrama	3 partes
Raíz de valeriana	2 partes
Flores de manzanilla	1 parte
Flores de lavanda	1 parte
Hoja de menta	1 parte

Deje en infusión una cucharadita de la fórmula en una taza de agua hirviente. Utilícela una vez al día.

Otras hierbas medicinales que se pueden utilizar

Las hierbas del cuadro 10 también pudieran tener diferentes niveles de empleo para tratar los problemas relacionados con su EPOC.

Las hierbas medicinales, al igual que otros suplementos dietéticos, funcionan mejor cuando existe un ambiente óptimo donde pueden ejercer sus efectos. En otras palabras, son más eficaces cuando se utilizan en combinación con cambios en la dieta y otros métodos de naturopatía. Como parte de un plan de tratamiento holístico, las hierbas pueden ser extraordinariamente eficaces para ayudar al organismo en sus intentos de sanarse.

CUADRO 10.
OTRAS HIERBAS MEDICINALES QUE SE PUEDEN UTILIZAR CONTRA LA EPOC

Hierba	Acciones	Preparación
Alholva o fenogreco	Expectorante	Tomar en infusión
Hoja y aceite esencial de eucalipto	Expectorante, antiinflamatorio, antibacteriano	Tomar en infusión cuando se utilice la hoja; inhalar el vapor cuando se utilice el aceite esencial
Lobelia	Expectorante, alivio de los espasmos bronquiales	Tomar como extracto líquido
Mirtillo	Antiinflamatorio, antimicrobiano	Tomar en infusión
Olmo rojo	Expectorante, protege las membranas mucosas	Tomar en infusión
Trébol rojo	Expectorante, antiespasmódico	Tomar como extracto líquido
Uña de gato	Antioxidante, antiinflamatoria, antivírica, estimulante del sistema inmunológico	Tomar como extracto líquido

Nota: La uña de gato, la alholva o fenogreco y la lobelia no se deben usar durante el embarazo.

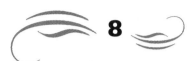

8

Ejercicios, técnicas de respiración, y otras terapias físicas

El objetivo principal de la fisioterapia en casos de EPOC es mejorar la respiración, restablecer la capacidad de hacer las tareas cotidianas, aumentar la vitalidad y mejorar la calidad de vida. Los ejercicios y la fisioterapia consisten en actividades como caminar y otros ejercicios aeróbicos, técnicas especiales de respiración, el yoga, el qigong, el Tai Chi y el masaje terapéutico.

La actividad física es esencial para mantener la salud en general y, cuando se trata de fortalecer la salud de un paciente de EPOC, los ejercicios y la fisioterapia siempre deben hacerse en la medida en que esa persona pueda tolerarlos. El sedentarismo que suele acompañar a la EPOC solo contribuirá al deterioro de la capacidad funcional, las funciones cardiovasculares y la masa muscular esquelética. Para evitar mayores complicaciones debido a la falta de actividad, es esencial que haga entrenamiento aeróbico y se fortalezca lo más que pueda.

Los ejercicios y la fisioterapia no llegan a revertir el daño relacionado con la EPOC. Sin embargo, el ejercicio permite que los músculos se adapten para extraer oxígeno de la sangre con mayor eficacia. Una vez que se produce dicha adaptación, tendrá menos dificultad para respirar al hacer esfuerzo físico.

163

A diferencia de los protocolos terapéuticos como la dieta y la nutrición, los suplementos nutricionales y las hierbas medicinales, el grado en que los pacientes de EPOC puedan hacer ejercicio y fisioterapia dependerá siempre de su estado de salud. Muchos pacientes de EPOC son personas de la tercera edad y quizás estén frágiles o débiles, factores que limitan la frecuencia y el tipo de ejercicio físico que podrán realizar. Es muy importante que consulte con su médico antes de comenzar cualquier programa de ejercicios.

El yoga, el qigong y el Tai Chi son formas de ejercicios moderados que por lo general se realizan en grupo con la orientación de un instructor experimentado. No obstante, luego de haber aprendido las técnicas, son actividades que se pueden hacer en casa.

TÉCNICAS DE RESPIRACIÓN

Dos técnicas especiales de respiración que resultan particularmente útiles para las personas que padecen de EPOC son la respiración con los labios fruncidos y la respiración diafragmática. La respiración con los labios fruncidos es un buen método para ayudar a controlar la disnea (dificultad para respirar). La respiración diafragmática contribuye a mejorar la capacidad de los pulmones de expandirse.

Respiración con los labios fruncidos

La respiración con los labios fruncidos es una de las formas más fáciles de controlar los episodios de disnea. Dicha técnica es una manera rápida y fácil de desacelerar el ritmo respiratorio y hacer que cada inspiración sea más eficaz. La respiración con los labios fruncidos contribuye a prolongar la espiración, lo que ayuda a ralentizar la frecuencia respiratoria. También ayuda a mejorar la ventilación de los pulmones, mantiene abiertas las vías respiratorias durante más tiempo y reduce la cantidad de esfuerzo requerido para la respiración. Todos estos factores contribuyen a aliviar la falta de aire y le ayudan a relajarse.

Haga la respiración con los labios fruncidos de la siguiente manera: con los hombros y el cuello relajados, inspire (tome aire normalmente) con lentitud por la nariz manteniendo la boca cerrada. Luego frunza los labios, poniéndolos como si fuera a silbar. Espire lenta y suavemente a través de los labios fruncidos. Después de aprender esta técnica, con un poco de práctica puede utilizarla cada vez que tenga falta de aire. Asegúrese siempre de que su fase de espiración sea más larga que su fase de inspiración. Si está haciendo la respiración con los labios fruncidos mientras realiza alguna actividad, asegúrese de espirar durante el momento más agotador de la actividad.

Respiración diafragmática

La respiración diafragmática ayuda a los pulmones a expandirse para que tomen más aire. Esta técnica ayuda a fortalecer el diafragma y a disminuir el trabajo de la respiración al hacerla más lenta. Cuando practique esta técnica, mantenga el pecho, los hombros y el cuello lo más relajados posible. El objetivo es mantener inmóvil la parte superior del cuerpo y solo mover el diafragma.

La respiración diafragmática se hace de la siguiente manera: recuéstese sobre la espalda en una superficie plana, como el piso o la cama, con una almohada bajo las rodillas y otra bajo la cabeza. Las rodillas deben estar ligeramente dobladas. Ponga su mano izquierda sobre la parte superior del pecho y la mano derecha sobre el abdomen. Esto le permitirá sentir el movimiento del diafragma mientras respira. Con las manos en la posición que se indica, inspire lentamente por la nariz de modo que el estómago presione su mano derecha. Debe sentir que la mano sobre el abdomen se mueve hacia afuera. La mano izquierda sobre el pecho no debe moverse en ningún momento. Luego, apriete los músculos del estómago y muévalos hacia adentro mientras espira usando la técnica de respiración con los labios fruncidos. Al espirar, debe sentir la mano derecha sobre el abdomen moviéndose hacia adentro, pero la mano izquierda sobre el pecho no debe moverse en ningún momento. Cuando haya perfeccionado la respiración diafragmática acostado, la podrá realizar mientras se relaja en una silla o incluso de pie. La respiración diafragmática debe practicarse de cinco a diez minutos, tres o cuatro veces al día.

Doblarse hacia adelante por la cintura mientras respira también le puede facilitar la respiración. Al inclinar el cuerpo hacia adelante, el diafragma puede moverse con mayor facilidad y, al hacerlo mientras se respira, se puede reducir la falta de aire, incluso en casos graves de EPOC. Puede inclinarse hacia adelante mientras practica la respiración con los labios fruncidos o la respiración diafragmática, sentado o de pie.

CAMINAR Y OTROS EJERCICIOS AERÓBICOS

El ejercicio aeróbico es el tipo de actividad física que hace que el corazón y los pulmones trabajen más para satisfacer la mayor necesidad de oxígeno del organismo. El ejercicio aeróbico también hace que mejore la circulación del oxígeno en la sangre. En general, este tipo de ejercicio aumenta la frecuencia cardíaca y respiratoria. Caminar, trotar, nadar, bailar, montar en bicicleta y muchas otras formas de ejercicio se clasifican como aeróbicas porque aumentan la demanda de oxígeno del organismo.

El ejercicio aeróbico puede ser en extremo útil para quienes padecen de EPOC porque mejora la circulación y la función pulmonar, además de que aumenta la resistencia y la tolerancia a diversas actividades. Su capacidad de hacer estos ejercicios dependerá de la severidad de su padecimiento y su nivel general de preparación física. Sin embargo, incluso los casos graves de EPOC pueden beneficiarse con ejercicios aeróbicos moderados, como caminar. Siempre consulte a su médico antes de comenzar cualquier programa de este tipo.

Caminar diariamente es uno de los mejores ejercicios físicos para las personas que padecen de EPOC. Caminar le ayudará con la circulación y aumentará su energía y su tolerancia a las actividades. Comience caminando media cuadra o menos. Cada dos días, aumente un poquito la distancia de la caminata. Pasados varios meses, podrá caminar hasta una milla (poco más de un kilómetro y medio) sin que le falte el aire. Al caminar, debería inspirar por la nariz y espirar por la boca mediante la técnica de respiración con los labios fruncidos.

Otras formas de ejercicio aeróbico adecuadas para las personas que padecen de EPOC son usar la cinta de correr, la bicicleta normal o la estacionaria y nadar. Dado que muchas actividades diarias requieren el uso de los brazos y la parte superior del pecho, trate de incluir ejercicios de resistencia y fuerza para la parte superior del cuerpo en su programa de ejercicios. Consulte a su médico o fisioterapeuta para saber qué tipo de entrenamiento de resistencia y fuerza es el más adecuado en su caso.

EL YOGA

El yoga, una de las prácticas de salud más antiguas del mundo, es la actividad que más recomiendo como fisioterapia para las personas que padecen de EPOC. El yoga es parte del ayurveda, el sistema de medicina holística tradicional de la India y se ha practicado durante miles de años debido a sus beneficios para la salud.

El yoga ofrece algunos de los mejores ejercicios de postura y respiración que existen. Las posturas (asanas) brindan modos excelentes de desarrollar poco a poco la fuerza y la flexibilidad. Tal vez lo más importante en el yoga sean las técnicas de control de la respiración (pranayama), que pueden ayudar a quienes padecen de EPOC a respirar con más facilidad y desarrollar la tolerancia a ejercicios más intensos. El yoga también promueve la relajación y puede ayudar a reducir el estrés emocional relacionado con la EPOC.

La práctica de yoga junto con ejercicios de control de la respiración puede resultar útil para fortalecer los músculos respiratorios de quienes padecen de EPOC. Esto puede ayudarles a tener más control sobre la falta de aire y aumentar su preparación para las posturas físicas del yoga así como otras formas de ejercicio. Incluso las personas que padecen de EPOC avanzada pueden beneficiarse con las sencillas técnicas del yoga.

La mejor manera de comenzar con el yoga es recibir una clase o ejercitarse individualmente con un instructor. Muchos centros recreativos en distintas comunidades ofrecen clases de yoga para personas con discapacidades físicas. Se puede obtener más información sobre el yoga y cómo hallar un instructor a través de la Asociación Internacional de Yoga Terapéutico (*International Association of Yoga Therapists*). Para obtener más información sobre esa organización, vea el apéndice 1.

EL QIGONG Y EL TAI CHI

El qigong y el Tai Chi son formas moderadas de hacer ejercicio que forman parte del antiguo sistema de atención holística conocido como medicina tradicional china. El qigong y el Tai Chi combinan el movimiento físico lento y contenido con la respiración controlada para aportarle fuerza, equilibrio, flexibilidad, relajación y bienestar en general.

Para las personas que padecen de EPOC, los efectos de practicar el qigong o el Tai Chi son similares a los del yoga. Los ejercicios físicos y las técnicas de control de la respiración ayudan a reducir la falta de aire y llevan al aumento general de la tolerancia a los ejercicios. El qigong y el Tai Chi también ayudan a mejorar el equilibrio, promueven la circulación y pueden llegar a estimular la función inmunológica.

Muchos centros recreativos y de la tercera edad ofrecen clases de Tai Chi. El siguiente sitio web tiene enlaces para información sobre el Tai Chi y el qigong en Estados Unidos: *www.mtsu.edu/~jpurcell/Taichi/tc-links.htm.*

EL MASAJE TERAPÉUTICO

La terapia de masajes puede ser muy útil para las personas con enfermedades respiratorias. Entre las técnicas de masaje terapéutico útiles para la EPOC están el drenaje postural, la manipulación de los músculos respiratorios combinada con la percusión de pecho, la manipulación de tejidos blandos y el movimiento de coyunturas, así como ejercicios de respiración. Cuando se utiliza como terapia complementaria para la EPOC, el masaje terapéutico puede ayudar a reducir la falta de aire, fortalecer los músculos de la respiración, mejorar la capacidad vital forzada, disminuir el ritmo cardíaco, aumentar la saturación de oxígeno en la sangre y mejorar el funcionamiento general de los pulmones.

El masaje terapéutico también puede ser útil en otros problemas provocados por la EPOC, como la disminución de la movilidad de la caja torácica y los problemas de cuello. Dado que los pacientes de EPOC usan con frecuencia los músculos accesorios de la respiración que se encuentran en el cuello para llevar más oxígeno hacia los pulmones, estos músculos se sobrecargan para compensar la falta del movimiento normal de la caja torácica.

Aunque la terapia con masajes tiene beneficios terapéuticos específicos para la EPOC, también se utiliza con el fin de estimular la salud y el bienestar en general, por lo que puede verse como un complemento holístico natural para la salud y también para los problemas de la EPOC. Para obtener más información sobre la terapia de masajes y encontrar un profesional, comuníquese con la Asociación Estadounidense de Masaje Terapéutico (*American Massage Therapy Association*). La forma de contactarla se indica en el apéndice 1.

Los ejercicios y la fisioterapia deben ser una parte integral de su proceso de sanación. Pueden jugar un papel importante para ayudarle a mejorar la respiración, aumentar su funcionalidad y vitalidad y mejorar su calidad de vida.

9

Otras alternativas y consideraciones

Con el creciente aumento del interés en las posibilidades de la naturopatía, actualmente el público percibe que las opciones de atención de salud disponibles van más allá de las fronteras de la medicina convencional. Actualmente se puede obtener mucha información en libros, Internet y medios de comunicación. Dada la gran cantidad de información sobre salud y sanación que existe, a veces nos sentimos abrumados por el sinnúmero de opciones. Para comprender toda esa información se debe pedir ayuda a un experto en naturopatía.

Otra buena razón para buscar la asistencia de un profesional cualificado en naturopatía es que algunos sistemas de medicina no son adecuados para el autotratamiento. La acupuntura, la quiropráctica y la homeopatía, por ejemplo, requieren los servicios de un profesional entrenado en el uso de esas terapias. En este capítulo se presenta una breve reseña de algunos de esos sistemas de sanación, además de una exposición de los factores ambientales que pueden desempeñar un papel importante para ayudarle a vivir con la EPOC.

LA ACUPUNTURA Y LA MEDICINA TRADICIONAL CHINA

La medicina tradicional china es el antiguo sistema de salud de China. Este sistema de medicina holística se ha desarrollado durante miles de años y se sigue utilizado ampliamente en ese país asiático y en todo el mundo. La acupuntura (tratamiento que implica la inserción de agujas finas en la piel para estimular puntos específicos en el organismo) ha sido una parte esencial de la medicina tradicional china durante más de cinco mil años. Ha sido ampliamente reconocida en Estados Unidos y en otros países después que las investigaciones científicas han confirmado muchos de sus beneficios. Además de la acupuntura, la medicina tradicional china tiene su propio sistema completo de medicina herbaria.

La evidencia clínica muestra que la acupuntura puede ser útil para las personas que padecen de EPOC. En los estudios, la acupuntura demostró su capacidad de reducir la falta de aire, aumentar la capacidad de caminar y mejorar los resultados de las pruebas funcionales respiratorias (entre ellas la VEF$_1$, VR y CPT). El uso de la acupuntura contra la EPOC también puede ayudar a ofrecer una mejoría significativa de la calidad de vida de una persona.

Le invito a considerar la acupuntura y la medicina herbaria tradicional china como parte de su tratamiento para la EPOC. Dichas terapias complementarán cualquier otro protocolo de terapia natural que esté utilizando. La medicina tradicional china y la acupuntura se basan en el principio de que la energía vital del organismo (llamada *chi* o *qi*) fluye por una serie de canales conocidos como meridianos, que van por todo el organismo. En un individuo sano, la energía fluye de manera equilibrada por esos meridianos o canales. Según tal filosofía, cuando una persona está enferma, el flujo de energía por los meridianos está bloqueado o afectado. La acupuntura supone insertar agujas muy finas en la piel, en puntos específicos que se encuentran a lo largo de dichos meridianos para ayudar a restablecer el equilibrio del flujo del chi y con ello promover la salud.

Cuando la aplican acupunturistas certificados, la acupuntura es bastante segura. En ocasiones, algunas personas pueden sentir una ligera sensación de dolor en el sitio donde se inserta la aguja, pero cuando se hace correctamente, la acupuntura no duele en lo absoluto. El uso de agujas estériles, preempacadas y desechables elimina prácticamente todo riesgo de infección.

El apéndice 1 contiene información para contactar a organizaciones profesionales de prestigio que pueden proporcionarle información adicional sobre la acupuntura, la medicina tradicional china y cómo encontrar a un profesional certificado. En particular, Acufinder tiene un sitio web muy útil con mucha información general sobre la acupuntura y una amplia lista de profesionales certificados.

LA QUIROPRÁCTICA

La quiropráctica es un sistema de salud que gira en torno a la manipulación física del organismo para mejorar la alineación estructural. El fundamento de esta terapia es que la desalineación de la columna vertebral (subluxación) puede contribuir a enfermedades, debido a que todas las células, tejidos y órganos del cuerpo están conectados a los nervios que se encuentran a lo largo de la columna vertebral. Aunque la quiropráctica se utiliza con más frecuencia para tratar dolores, en especial de espalda y cuello, lo cierto es que puede tener un papel esencial en un plan de tratamiento holístico para la EPOC y para muchísimos otros padecimientos.

Según la filosofía en la que se basa la quiropráctica, la desalineación de la columna vertebral interfiere el flujo del movimiento nervioso en el organismo. Esto contribuye a muchos problemas de salud, como los dolores de espalda, los trastornos respiratorios y estomacales y la debilidad del sistema inmunológico. La EPOC no es resultado de la desalineación de la columna vertebral. No obstante, corregir dicha alineación permite el flujo adecuado y sin obstrucción de la trasmisión nerviosa no solo hacia los pulmones, sino hacia todos los órganos esenciales para la salud. Por eso la quiropráctica puede ser una parte valiosa del plan de tratamiento holístico para mejorar la función pulmonar, aumentar la capacidad inmunológica y mantener las funciones propias de sanación del organismo.

Otra razón específica para incluir la quiropráctica en un plan de tratamiento para la EPOC tiene que ver con el mecanismo de la respiración.

Varias partes musculares del sistema respiratorio, como el diafragma, tienen una conexión directa con la columna vertebral. La desalineación de la columna vertebral puede afectar el buen funcionamiento de los músculos, que es esencial para la respiración adecuada, en particular el diafragma y los escalenos, que están directamente vinculados con la columna vertebral.

Además, debido a la EPOC, el aire puede quedarse atrapado en los pulmones y presionar hacia abajo el diafragma. Esto puede hacer que el diafragma se debilite o se aplane, de modo que funcionará con menos eficacia y recargará los músculos del cuello, que deben asumir una mayor parte del trabajo de la respiración. Al mantener la columna vertebral en su posición correcta, la quiropráctica puede ayudar a que los músculos esenciales para la respiración funcionen óptimamente. En este sentido, la quiropráctica puede ser especialmente beneficiosa en casos graves de EPOC.

Muchos quiroprácticos están entrenados en técnicas específicas para perfeccionar la respiración y mejorar la salud en general. En el apéndice 1 se muestra cómo contactar a distintas organizaciones profesionales que pueden ayudarle a encontrar un quiropráctico certificado en la zona donde usted reside.

LOS FACTORES AMBIENTALES

Mantenerse al tanto de su entorno puede contribuir de forma significativa a disminuir o eliminar la irritación potencial de los pulmones. Las personas que padecen de EPOC también necesitan conocer y reducir al mínimo los factores ambientales que puedan incrementar el riesgo de infecciones. Aquí se brindan algunas orientaciones para limitar las sustancias irritantes de su entorno.

1. Mantenga su casa lo más limpia posible y libre de polvo y moho, en particular su dormitorio y baño. Al menos una tercera parte de la vida se pasa en el dormitorio, por lo que debe ser mucho más cuidadoso con esa habitación.

2. Mantenga limpio su nebulizador y cambie con frecuencia los tubos. Si tiene un catéter de succión, mantenga el contenedor limpio y cambie el tubo con frecuencia. Si utiliza la humidificación directa con aerosol, mantenga limpias la máquina y la copa y cambie con frecuencia el tubo. Lave su nebulizador con agua jabonosa tibia y un paño limpio, y luego enjuáguelo bien y póngalo a secar al aire. También puede limpiarlo con una toalla de papel con alcohol.

3. No utilice pañuelos de mano ni toallas de tela para limpiar la mucosidad. Utilice servilletas o toallas de papel y deséchelas inmediatamente.

4. Reduzca el desorden lo más posible. Esto hace que disminuya la superficie donde pueden acumularse el polvo y los gérmenes.

5. Vacíe los recipientes de basura con la mayor frecuencia posible.

6. Utilice purificadores de aire (circulatorios y electrostáticos) en toda la casa, sobre todo en su dormitorio, y cambie los filtros con regularidad. Los purificadores de aire electrostáticos son ideales para eliminar pequeñas partículas del aire, mientras que los purificadores circulatorios eliminan partículas más grandes. Si usa los dos, logrará una mayor limpieza. Según cuánto dinero quiera gastar, puede conseguir unidades portátiles independientes o hacer que le instalen un método de purificación en los conductos de aire de su casa. Hay unidades de filtración de aire de buena calidad a precios asequibles en tiendas de descuentos o de equipamiento para el hogar. Siempre asegúrese de que la unidad incluya un filtro de alta eficiencia para partículas de aire (HEPA, por su sigla en inglés).

7. El aire acondicionado, en especial el central con filtro, es beneficioso para las personas que padecen de EPOC. El aire acondicionado es esencial si vive en un clima cálido y húmedo.

8. Utilice un humidificador siempre que sea posible y no deje de limpiar la máquina con frecuencia para evitar la reproducción de bacterias. La humidificación es esencial para las personas con

secreciones de mucosidad bronquial espesas y copiosas, porque ayuda a suavizarlas y facilita la expectoración.

9. Es preferible que el piso de su casa sea de madera, cerámica, baldosas o piedra. Las alfombras retienen la suciedad, polvo, sustancias químicas, moho y muchas otras sustancias irritantes que son perjudiciales para la EPOC.

10. Utilice persianas de madera o plástico para cubrir las ventanas de su casa. Las cortinas de tela también retienen suciedad y polvo que irritan los pulmones.

11. El pelo y la caspa de los animales con pelo o plumas son dañinos para su padecimiento.

12. Evite cualquier cosa que sea potencialmente irritante para los pulmones, como perfumes, colonias, productos odorizados de lavandería, productos de aerosol, limpiadores, disolventes, pintura, pegamento y otras sustancias químicas que puedan ser inhaladas.

13. Evite inhalar cualquier gas o humo de un fogón de gas. Si utiliza cocina de gas, considere cambiarla por una eléctrica.

14. No fume y nunca permita que otros fumen en su casa o automóvil.

15. Evite todos los entornos sucios, con polvo, moho u otras sustancias tóxicas.

16. Evite las situaciones de estrés.

17. Descanse y respire aire fresco.

LA HOMEOPATÍA

La homeopatía es un sistema medicinal probablemente muy distinto a otros que ya conoce. Puede describirse mejor como "medicina energética", en el sentido de que sus efectos medicinales no se atienen a las leyes de la química como los medicamentos y hierbas medicinales. Aunque los científicos no han establecido aún cómo funciona la homeopatía, este sistema de medicina se ha usado de forma segura y eficaz con fines clínicos durante más de doscientos años.

Los remedios homeopáticos están altamente diluidos y solo

contienen cantidades ínfimas de ingredientes activos. Sus ingredientes pueden obtenerse de plantas, minerales, animales y muchas otras fuentes. Tal vez se pregunte cómo un remedio puede tener un efecto medicinal si no contiene moléculas de ingredientes activos. La respuesta se halla en el campo de la física, no de la química. Los medicamentos y las hierbas medicinales funcionan a través de la química (en otras palabras, las interacciones físicas entre moléculas y células). Los remedios homeopáticos, en cambio, funcionan en un plano totalmente diferente. Aún se están investigando los principios energéticos que rigen la forma en que funcionan esos remedios.

Si quiere utilizar la homeopatía para reducir al mínimo sus síntomas de EPOC y restablecer su salud, debe trabajar con un homeópata bien preparado y capacitado. No espere tener buenos resultados si intenta utilizar la homeopatía por su cuenta, como autotratamiento. Ello no quiere decir que la homeopatía no sea segura, sino que solo un especialista capacitado podrá encontrar el remedio que sea más adecuado para usted y sus síntomas específicos.

Por ejemplo, sus mayores molestias podrían ser la secreción excesiva de moco bronquial y la dificultad para respirar. Sin embargo, el homeópata podría preguntarle sobre sus hábitos de dormir, si prefiere bebidas calientes o frías, si su congestión es peor en la noche o en la mañana, o si se siente mejor cuando está al aire libre o en interiores. Esas son algunas de las innumerables preguntas que podría hacerle un homeópata para tener una idea completa de su estado de salud en general y de su EPOC, con el fin de determinar el mejor tratamiento.

La homeopatía no cura el enfisema ni la EPOC. Sin embargo, cuando se selecciona el remedio adecuado, puede tener un papel importante en la reducción de la inflamación y la falta de aire, el fortalecimiento del sistema inmunológico, el aumento de la vitalidad y el mejoramiento de la salud en general. El apéndice 1 contiene información sobre cómo encontrar un especialista homeopático capacitado.

Para terminar, quisiera desearle lo mejor y ofrecerle ánimo ahora que emprende el proceso de restablecer su salud. Este libro es solo el comienzo. La sabiduría de la medicina natural es intemporal y se basa en principios que han servido a la humanidad desde épocas inmemoriales. Conózcala bien y permita que le sirva en su búsqueda de la sanación. Siempre lo tendré en mis oraciones.

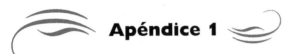

Apéndice 1

Recursos adicionales

Las organizaciones que se enumeran en este apéndice pueden ayudarle a encontrar un profesional de la salud especializado en remedios naturales, a comprar los productos que necesita y a obtener más información.

PARA ENCONTRAR UN PROFESIONAL DE LA SALUD

Las organizaciones que se presentan a continuación tienen en general buena reputación, pero siempre debe basarse en su propio criterio para determinar si una organización, empresa o profesional se ajustan a sus necesidades.

Acupuntura y medicina oriental

Acufinder
825 College Boulevard, Suite 102–211
Oceanside, CA 92057
760-630-3600
www.acufinder.com

Alianza de Acupuntura y Medicina Oriental
(*Acupuncture and Oriental Medicine Alliance*)
PO Box 378
Gig Harbor, WA 98335
253-238-8134
www.www.aomalliance.org

Asociación Estadounidense de Medicina Oriental
(*American Association of Oriental Medicine*)
PO Box 162340
Sacramento, CA 95816
916-443-4770
www.aaom.org

Quiroprácticos

Fundación del Directorio Nacional de Quiropráctica
(*National Directory of Chiropractic Foundation*)
406 E 300 South, Box 305
Salt Lake City, UT 84111
800-888-7914
www.chirodirectory.com

Médicos holísticos (Doctores en Medicina y en Osteopatía)

Asociación Médica Holística Estadounidense
(*American Holistic Medical Association*)
PO Box 2016
Edmonds, WA 98020
425-967-0737
www.holisticmedicine.org

Asociación Estadounidense para el Avance de la Medicina
(*American College for Advancement in Medicine*)
24411 Ridge Route, Suite 115
Laguna Hills, CA 92653
949-309-3520
www.acamnet.org

Herbolarios e información sobre hierbas medicinales

Gremio Estadounidense de Herbolarios
(*American Herbalists Guild*)
141 Nob Hill Road
Cheshire, CT 06410
203-272-6731
www.americanherbalistsguild.com

Consejo Botánico Estadounidense
(*American Botanical Council*)
6200 Manor Road
Austin, TX 78723
512-926-4900
www.herbalgram.org

Homeópatas

Centro Nacional de Homeopatía
(*National Center for Homeopathy*)
801 N. Fairfax Street, Suite 306
Alexandria, VA 22314
703-548-7790
877-624-0613
www.homeopathic.org

Sociedad Norteamericana de Homeópatas
(*North American Society of Homeopaths*)
PO Box 450039
Sunrise, FL 33345
206-720-7000
www.homeopathy.org

Hipnoterapeutas

Gremio Nacional de Hipnotizadores
(*National Guild of Hypnotists*)
PO Box 308
Merrimack, NH 03054
603-429-9438
www.ngh.net

Naturópatas y otros profesionales de la medicina natural

Asociación Estadounidense de Especialistas en Naturopatía
(*American Association of Naturopathic Physicians*)
4435 Wisconsin Avenue NW, Suite 403
Washington, DC 20016
866-538-2267
www.naturopathic.org

Asociación Nacional de Profesionales Certificados en Medicina Natural
(*National Association of Certified Natural Health Professionals*)
710 East Winona Avenue
Warsaw, IN 46580
800-321-1005
www.cnhp.org

Asociación Estadounidense de Salud Holística
(*American Holistic Health Association*)
PO Box 17400
Anaheim, CA 92817
714-779-6152
www.ahha.org

Especialistas en nutrición
Asociación Estadounidense de Asesores de Nutrición
(*American Association of Nutritional Consultants*)
401 Kings Highway
Winona Lake, IN 46590
888-828-2262
www.aanc.net

Asociación Nacional de Profesionales de la Nutrición
(*National Association of Nutrition Professionals*)
PO Box 1172
Danville, CA 94526
800-342-8037
www.nanp.org

Medicina ortomolecular
Sociedad Internacional de Medicina Ortomolecular (*International Society for Orthomolecular Medicine*)
16 Florence Avenue
Toronto, Ontario
Canada M2N 1E9
416-733-2117
www.orthomed.org

FORMAS DE OBTENER LOS PRODUCTOS

Con las siguientes empresas he comprado nebulizadores, medicinas de dispensario y suplementos dietéticos, así como hierbas medicinales a granel.

Nebulizadores

Basado en mi propia experiencia, recomiendo las marcas de nebulizador MisterNeb, Respironics y Omron porque son económicas y de buena calidad. Allergy Be Gone es una prestigiosa empresa de Nueva York que tiene todas estas marcas y su personal está disponible para responder sus preguntas, además de proporcionarle información sobre el uso, cuidado y limpieza del nebulizador.

Allergy Be Gone
140 58th Street, Suite 7K
Brooklyn, NY 11220
866-234-6630
www.allergybegone.com

Glutatión para nebulizador

Medaus Pharmacy es una farmacia especializada en preparación de medicamentos de Birmingham, Alabama, con gran experiencia en preparar glutatión reducido de calidad para utilizar en nebulizadores. Nos ha indicado que puede preparar y enviar la fórmula para el nebulizador contra la EPOC descrita en el capítulo 6.

Medaus está asociada a una red de médicos en los Estados Unidos. Si llama por teléfono y dice dónde vive, le pueden recomendar al médico de la red más cercano a su zona (si vive en Estados Unidos).

Medaus Pharmacy & Compounding Center
2637 Valleydale Road
Birmingham, AL 35244
800-526-9183
www.medaus.com

Plata coloidal

Mesosilver, elaborado por Purest Colloids, de Nueva Jersey, se considera uno de los mejores productos de plata coloidal que se venden actualmente y es la única forma de plata coloidal que utilizo. Mesosilver puede consumirse por vía oral o mediante un nebulizador.

Purest Colloids, Inc.
600 Highland Drive, Suite 602
Westhampton, NJ 08060
866-233-4633
609-267-6284
www.purestcolloids.com

Hierbas medicinales a granel

Mountain Rose Herbs
PO Box 50220
Eugene, OR 97405
800-879-3337
www.mountainroseherbs.com

Extractos herbarios

Nature's Answer
75 Commerce Drive
Hauppauge, NY 11788
800-439-2324
www.naturesanswer.com

Eclectic Institute, Inc.
36350 SE Industrial Way
Sandy, OR 97055
800-332-4372
www.eclecticherb.com
www.eclecticwater.com

Wise Woman Herbals, Inc.
PO Box 279
Creswell, OR 97426
541-895-5172
www.wisewomanherbals.com

Suplementos de alimentos verdes

Greens for Life, elaborado por Formulations for Life, es un excelente suplemento en polvo de alimentos verdes que se mezcla con agua o jugo. Además de vegetales verdes, Greens for Life contiene cardo mariano, bromelaína, extracto de semilla de uva, quercetina y probióticos, que son importantes para quienes padecen de EPOC.

Formulations for Life
31 Harbor Hills Drive
Port Washington, NY 11050
516-467-4322
www.formulationsforlife.com

Exprimidoras

Hay muchos tipos distintos de exprimidoras, según su precio y capacidad. Para hacer jugo de hierba de trigo, la Miracle MJ-550 es bastante buena y cuesta unos 150 dólares. Para las cítricos, la Omega Citrus Juicer 5000 es una excelente opción, por alrededor de 139 dólares. Por 100 dólares, la Juiceman Jr. Juicer le ayudará con el resto de sus frutas y vegetales. Si puede hacer una inversión mayor y adquirir una exprimidora que sirva para todo, la mejor elección sería la Samson Ultra Juicer, de 400 dólares.

Vitaminas y minerales

Recomiendo comprar vitaminas y suplementos con las empresas que menciono a continuación. En una época en que innumerables empresas comercializan suplementos nutricionales, le puedo asegurar que las que se mencionan aquí siguen los más altos estándares de la industria y fabrican productos de la mejor calidad.

Food Science of Vermont
20 New England Drive
Essex Junction, VT 05453
800-874-9444
www.foodsciencevt.com

Integrative Therapeutics, Inc.
Customer Service Department
825 Challenger Drive
Green Bay, WI 54311
800-931-1709
www.integrativeinc.com

Natrol
21411 Prairie Street
Chatsworth, CA 91311
818-739-6000
www.natrol.com

Nordic Naturals, Inc. (aceite de pescado)
94 Hangar Way
Watsonville, CA 95076
800-662-2544
www.nordicnaturals.com

Nutraceutical International Corp.
1400 Kearns Boulevard, 2nd Floor
Park City, UT 84060
800-669-8877
www.nutraceutical.com

Pure Encapsulations, Inc.
490 Boston Post Road
Sudbury, MA 01776
800-753-2277
www.purecaps.com
(Los productos de Pure Encapsulation solo se pueden conseguir a través de profesionales de la salud).

Seroyal USA
827 N. Central Avenue
Wood Dale, IL 60191
888-737-6925
www.seroyal.com

Solgar Vitamin and Herb
500 Willow Tree Road
Leonia, NJ 07605
1-877-SOLGAR4
www.solgar.com

OTRAS ORGANIZACIONES Y SERVICIOS

Asociación Internacional de Yoga Terapéutico
(*International Association of Yoga Therapists*)
115 S. McCormick Street, Suite 3
Prescott, AZ 86303
928-541-0004
www.iayt.org

Asociación Estadounidense de Masaje Terapéutico
(*American Massage Therapy Association*)
500 Davis Street, Suite 900
Evanston, IL 60201
888-843-2682
877-905-2700
www.amtamassage.org

Asociación Estadounidense de Fisioterapia
(*American Physical Therapy Association*)
1111 N. Fairfax Street
Alexandria, VA 22314
800-999-2782
703-684-2782
www.apta.org

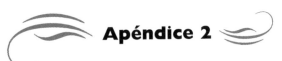

Apéndice 2

Lecturas recomendadas

ACUPRESIÓN

Técnicas de acupresión: Well-being and Pain Relief at Your Fingertips [Bienestar y alivio del dolor mediante la digitopuntura], por Julian Kenyon, MD (Healing Arts Press)

Al igual que la acupuntura, la acupresión implica la estimulación de puntos específicos en el organismo. La diferencia es que, en lugar de utilizar agujas finas, la acupresión usa la presión profunda con los dedos sobre puntos de acupuntura. En este excelente libro, el Dr. Julian Kenyon presenta una variedad de técnicas de acupresión fáciles de aprender y aplicar, para un amplio espectro de padecimientos. Se incluyen cinco puntos específicos en los que puede aplicarse presión para ayudar con la flema asociada a la bronquitis.

REMEDIOS CON FLORES DE BACH

Advanced Bach Flower Therapy: A Scientific Approach to Diagnosis and Treatment [Terapia avanzada con flores de Bach: Un enfoque científico sobre el diagnóstico y el tratamiento], por Götz Blome, MD (Healing Arts Press)

Hoy en día, hasta los profesionales de la medicina convencional reconocen que a menudo hay una relación especial entre la enfermedad física y el estado psicológico o emocional de la persona. Hace más de cincuenta años, el Dr. Edward Bach descubrió el uso de las esencias florales para el tratamiento de los aspectos mentales y emocionales de las enfermedades. Más allá del tipo de enfermedad física que tenga, el uso de remedios con flores de Bach puede ayudarle a restablecer su bienestar psicológico y ser beneficioso para su salud en general, en particular si tiene una afección crónica.

ENZIMAS

Enzymes: The Key to Health [Las enzimas: Clave de la salud], por Howard F. Loomis Jr., DC, FIACA (21st Century Nutrition Publishing)

Las enzimas desempeñan un papel esencial en la buena salud y la prevención de enfermedades. Muchos de los alimentos que se venden en las tiendas típicas de comestibles de Estados Unidos tienen deficiencias enzimáticas. En este libro, el Dr. Loomis explica la importancia de las enzimas que se encuentran de manera natural en los alimentos integrales para lograr una buena digestión y asimilación de los nutrientes por el organismo. Cuando faltan las enzimas que deberían tener los alimentos debido al procesamiento excesivo, los problemas digestivos que se producen podrían llevar a un sinnúmero de padecimientos. Este libro explica de manera excelente la necesidad de mantener una dieta de alimentos integrales a fin de obtener los nutrientes esenciales para promover la salud y protegerse de las enfermedades.

SALUD GENERAL

Fell's Official Know-It-All Guide to Health & Wellness [Guía oficial de Fell para saberlo todo sobre la salud y el bienestar], por el Dr. M. Ted Morter Jr. (Frederick Fell Publishers, Inc).

Esta guía fácil de usar es una referencia valiosa sobre la nutrición y sus efectos en la salud humana. Uno de los objetivos básicos del libro es ayudar al lector a entender el pH (grado de acidez o alcalinidad) de los alimentos, que afecta directamente el equilibrio ácido-alcalino del organismo y, por tanto, el estado de salud del individuo. El Dr. Morter ofrece un enfoque sensible y científicamente válido sobre la forma de comer que optimiza el pH interno del organismo.

HIERBAS MEDICINALES

Herbal Prescriptions after 50 [Recetas herbarias para mayores de cincuenta] (nueva edición de An Elders' Herbal [Herbario para la tercera edad]), por David Hoffmann (Healing Arts Press)

Herbal Remedies for Dummies [Remedios herbarios para tontos], por Christopher Hobbs

The Herb Book [El libro de las hierbas], por John B. Lust (Bantam Books)

The New Holistic Herbal [El nuevo herbario holístico], por David Hoffmann (Healing Arts Press)

Nutritional Herbology [Herbología nutricional], por Mark Pedersen (Wendell W. Whitman)

Planetary Herbology [Herbología planetaria], por Michael Tierra, ND, OMD (Lotus Press)

David Hoffmann, Christopher Hobbs y Michael Tierra están entre los herbolarios médicos más respetados del mundo en la actualidad. Sus libros presentan un enfoque holístico sobre la medicina herbaria que ayudará a los lectores a establecer una base para comenzar a utilizar hierbas medicinales para promover la salud. El libro *Planetary Herbology* [Herbología planetaria], del Dr. Tierra, es un tratado clásico que integra la fitoterapia occidental con los sistemas tradicionales chino e indio de medicina herbaria.

La obra *Nutritional Herbology* [Herbología nutricional], de Mark Pedersen, es uno de los pocos libros que he visto en los que se ofrece un perfil nutricional completo (contenido de vitaminas, minerales, carbohidratos, proteínas, etc.) de muchas hierbas medicinales que se utilizan comúnmente. *The Herb Book* [El libro de las hierbas], del reconocido especialista en naturopatía John B. Lust, es un libro de bolsillo clásico que compendia las hierbas esenciales conocidas en Estados Unidos. Aunque se ha avanzado mucho en esta materia desde 1974, año en que fue publicado, el libro sigue siendo un excelente modo de adentrarse en el mundo de las hierbas medicinales.

PREPARACIÓN DE MEDICINA HERBARIA

Los libros que se mencionan aquí ofrecen información clara, concisa y práctica sobre la preparación y uso de la medicina herbaria tradicional.

The Herbal Medicine Cabinet [El gabinete de la medicina herbaria], por Debra St. Claire (Celestial Arts)

Handmade Medicines: Simple Recipes for Herbal Health [Medicina artesanal: Recetas simples de remedios de hierbas], por Christopher Hobbs, LAc (Interweave Press)

From the Shepherd's Purse [Del morral del pastor], por Max G. Barlow (Spice West Publications); disponible en www.reagansbookstore.com.

En mi opinión, esta es una obra indispensable para quienes preparen medicinas herbarias por su propia cuenta. Contiene un análisis de la estructura e identificación de las plantas y da orientaciones para la recolección, secado y almacenamiento de las especies botánicas. No obstante, lo que distingue a este libro son sus detalladas descripciones de cómo preparar tinturas y extractos fluidos, infusiones y cocimientos, cataplasmas, pomadas y ungüentos.

PREPARACIÓN DE JUGOS

Jugos para una vida saludable, por Cherie Calbom (Avery Publishing)

En *Jugos para una vida saludable,* Cherie Calbom ofrece un modo seguro, eficaz y natural de tener mejor salud mediante la preparación de jugos. Explica las distintas frutas y vegetales que son eficaces contra ciertas enfermedades y da información específica sobre la preparación de jugos para más de setenta y cinco padecimientos distintos. En el libro también hay numerosas recetas de jugos y varias dietas que pueden utilizarse junto con su programa de preparación de jugos.

El libro de los jugos, por Jay Kordich (Emecé Editores)

Como precursor del movimiento de preparación de jugos, Jay Kordich lleva más de quince años insistiendo en el valor nutricional de los jugos. Kordich estudia las características nutricionales de diversas frutas y hortalizas y ofrece información útil sobre cómo comprar y almacenar frutas y verduras. El libro tiene muchas recetas deliciosas que harán más amena la preparación de sus jugos.

La biblia de los zumos para la salud, por Pat Crocker (Gaia Ediciones)

Con gráficos y tablas, este libro analiza más de cien diferentes frutas, vegetales y hierbas medicinales que pueden usarse para la preparación de jugos. Repleto de recetas de jugos, también incluye licuados y tés medicinales. Se ofrecen muchas recetas poco comunes que amplían las fronteras y extienden los horizontes de la experiencia con la preparación de jugos.

NUTRICIÓN

Diet & Nutrition: A Holistic Approach [Dieta y nutrición: Un enfoque holístico], por Rudolph Ballentine, MD (Himalayan Institute Press)

Con 634 páginas, la obra del Dr. Ballentine *Diet & Nutrition* [Dieta y nutrición] es uno de los textos más exhaustivos sobre nutrición holística que se pueden encontrar en un solo tomo. Es una introducción excepcional a la nutrición holística y una base sólida para el entendimiento de la relación entre la dieta y la salud en todos sus aspectos. Una de las características distintivas del libro es la sabia síntesis que hace el Dr. Ballentine de los conocimientos nutricionales de la medicina oriental con las investigaciones científicas occidentales.

Encyclopedia of Healing Foods [Enciclopedia de alimentos sanadores], por Michael Murray, Joseph Pizzorno y Lara Pizzorno (Atria Books)

Este libro exhaustivo y práctico es una guía de los beneficios nutricionales y las cualidades medicinales de casi todas las sustancias comestibles.

MEDICINA ORTOMOLECULAR

Putting It All Together: The New Orthomolecular Nutrition [Unir todas las piezas: La nueva nutrición ortomolecular], por Abram Hoffer, MD, Doctor en Ciencias, y Morton Walker, DPM (introducción por Linus Pauling, Doctor en Ciencias) (Keats Publishing)

La medicina ortomolecular enfoca las enfermedades a través de la comprensión de la bioquímica individual y trata de corregir los padecimientos proporcionando al organismo la cantidad óptima de sustancias que pueda asimilar de manera natural. El libro, edición revisada y ampliada del clásico *La nutrición ortomolecular*, de los precursores Linus Pauling y Abram Hoffer, ofrece una visión detallada sobre la nutrición ortomolecular con un lenguaje fácil de entender. Analiza la dieta óptima, los tres componentes de la nutrición y los suplementos de vitaminas y minerales, además de estrategias para enfrentar los padecimientos y alcanzar una salud óptima.

ALIMENTOS CRUDOS

Living Foods for Optimum Health: Staying Healthy in an Unhealthy World [Alimentos naturales para la salud óptima: Cómo mantenerse sano en un mundo enfermizo], por Brian R. Clement (Prima Publishing)

The Complete Book of Raw Food: Healthy, Delicious Vegetarian Cuisine Made with Living Foods [El libro de los alimentos crudos: Cocina vegetariana sana y deliciosa con alimentos naturales], editado por Lori Baird (Healthy Living Books)

Living Cuisine: The Art and Spirit of Raw Foods [La cocina vital: El arte y el espíritu de los alimentos crudos], por Renée Loux Underkoffler (Avery)

Para ayudarle a comenzar a incorporar alimentos crudos en su dieta, le recomiendo tres grandes libros. Living Foods for Optimum Health [Alimentos naturales para la salud óptima] es el mejor para empezar si no tiene experiencia con alimentos crudos. Los otros dos que menciono aquí son libros excelentes, llenos de recetas y mucha información sobre alimentos crudos.

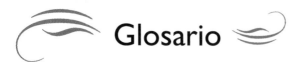

Glosario

acino. El extremo de la vía respiratoria en los pulmones donde se encuentran los alveolos (sacos aéreos). Los bronquiolos respiratorios y sus sacos alveolares se conocen en su conjunto como acino, que es en esencia un lóbulo sin el bronquiolo terminal, donde tiene lugar efectivamente el intercambio gaseoso en los pulmones. El acino es similar a un racimo de uvas, cuyo tallo principal que proviene de la vid sería el bronquiolo respiratorio, mientras que los tallos más pequeños serían los conductos alveolares y las uvas propiamente dichas serían los alveolos.

agente patógeno. Capaz de provocar o generar enfermedades o padecimientos.

agente reductor. Una sustancia que dona electrones a otra en una reacción química.

agudo. Describe una enfermedad que comienza de manera abrupta con gran intensidad, pero que se alivia después de un tiempo relativamente corto.

alveolos. Diminutos sacos con aire ubicados en el extremo de los conductos respiratorios dentro de los pulmones. En los alveolos ocurre el intercambio de oxígeno y dióxido de carbono.

antioxidante. Una sustancia que evita el daño a las células del organismo ocasionado por moléculas inestables denominadas radicales libres. Los procesos celulares normales de oxidación en nuestros organismos producen radicales libres altamente reactivos. El humo del cigarrillo también contiene radicales libres. Los pacientes de EPOC tienen un alto grado de daño oxidativo en los pulmones debido a esas sustancias. Los radicales libres reaccionan de inmediato con otras moléculas y células y las dañan. Los antioxidantes son capaces de "recoger" los radicales libres antes de que dañen otras moléculas o células esenciales.

antiproteasa. Proteína que tiene la capacidad de inhibir la actividad de la proteasa. La alfa-1 antitripsina es una antiproteasa que inhibe la actividad de la proteasa conocida como elastasa de los neutrófilos.

antitusivo. Una sustancia que contribuye a aliviar la tos.

atípico. Se refiere a una situación o condición que es diferente de lo que se considera como común o típico.

broncoconstricción. Estrechamiento de los bronquios o los bronquiolos.

broncodilatación. Ensanchamiento de los bronquios o los bronquiolos.

broncodilatador. Sustancia que ayuda a mejorar el flujo de aire a través de los pulmones. Los broncodilatadores relajan los músculos lisos bronquiales y permiten que las vías respiratorias se expandan, aumentando con ello el flujo de aire a través de los pulmones.

bronquiolo. Pequeño tubo en los conductos respiratorios del pulmón que es continuación de los bronquios y se conecta con los alveolos (los sacos aéreos).

bula o ampolla. Un espacio aéreo agrandado de más de 1 cm de diámetro que puede estar presente en cualquiera de los cuatro tipos de enfisema. Las ampollas o bulas se sitúan a la derecha de la pleura visceral, comúnmente cerca del vértice (la parte superior) de los pulmones. Cuando estos espacios son muy prominentes, el padecimiento se llama enfisema bulloso.

bulectomía. Extirpación quirúrgica de una bula o ampolla, es decir, un gran espacio distendido con aire en el pulmón que no ayuda en la función respiratoria. Al eliminar la ampolla, los sacos aéreos que están sanos alrededor se expanden y los músculos que se emplean para respirar pueden funcionar mejor.

carminativo. Sustancia que contribuye a aliviar los gases del estómago y los intestinos.

catalizador. Sustancia que influye en la celeridad de la reacción química, sin consumirse o alterarse permanentemente en el proceso.

cavidad torácica. El espacio entre las costillas, el esternón y el diafragma, donde se encuentran el corazón, los pulmones, el esófago y la glándula del timo.

células caliciformes. Células especializadas que segregan mucosidad bronquial y forman glándulas en el epitelio del tracto respiratorio, estómago e intestinos.

cilios. Estructuras pequeñas, como cabellos, que se encuentran en la superficie exterior de algunas células. Una parte del epitelio respiratorio contiene cilios, que ayudan en el proceso de eliminar las secreciones mucosas y los residuos del tracto respiratorio.

citoplasma. En esencia, es todo el contenido celular interno, a excepción del núcleo. Es un material gelatinoso, compuesto principalmente por agua, que contiene todos los orgánulos de las células junto con sales, moléculas orgánicas y muchos tipos de enzimas.

citoquina. Molécula pequeña de proteína que actúa como mensajera entre las células del sistema inmunológico y entre estas y otros tipos de células.

colágeno. Proteína principal del tejido conectivo. El colágeno es una proteína larga, fibrosa que está presente en la mayoría de los tejidos.

contraindicación. Cualquier factor que desaconseje el uso de un medicamento, suplemento, hierba medicinal u otro medio terapéutico.

crónico. Describe una enfermedad o trastorno que se desarrolla lentamente y persiste durante mucho tiempo.

diaforético. Sustancia que estimula la sudoración.

disnea. Falta de aliento, dificultad para respirar.

displasia. Cualquier desarrollo o cambio celular anormal, como la alteración de tamaño, forma u organización de las células, que se produce en los tejidos y órganos.

distal. Más allá o lo más alejado del punto de origen.

edema. Acumulación anormal de fluido en los espacios intersticiales de los tejidos. Los espacios intersticiales representan la separación entre los tejidos.

elastasa. Una enzima de la clase de las proteasas que descomponen las proteínas.

elastasa de los neutrófilos. Una proteasa que descompone la elastina en la pared alveolar.

elastina. Proteína que constituye el principal elemento de las fibras de los tejidos elásticos. Las fibras elásticas que se hallan en el tabique interalveolar (pared alveolar) se destruyen por la acción de la enzima conocida como elastasa de los neutrófilos.

enzima. Una proteína que se produce en las células vivas y actúa como catalizador de las reacciones químicas que tienen lugar en el organismo.

La mayoría de las enzimas catalizan reacciones que ocurren en la célula productora de la enzima.

eosinófilo. Tipo de glóbulo blanco responsable de luchar contra las infecciones.

epitelio. Uno de los cuatro tejidos principales del organismo humano. El tejido epitelial se compone de una capa de células que cubre las distintas superficies del organismo, reviste los órganos huecos, las cavidades y conductos corporales y conforma las glándulas. Entre las células que forman parte del epitelio están las que revisten el interior del tracto respiratorio.

especialista en naturopatía. Persona que ha completado un currículo de estudio y se le ha otorgado el título de Doctor en Naturopatía. Los especialistas en naturopatía tradicional son, ante todo, maestros que enseñan a sus clientes cómo mantener una vida sana y promover la salud por medios naturales no invasivos. La verdadera naturopatía jamás entraña el consumo de fármacos, intervenciones quirúrgicas ni ningún procedimiento invasivo.

expectorante. Sustancia que facilita la eliminación de secreciones mucosas y flema de los pasajes bronquiales.

extracto estandarizado. Extracto herbario altamente procesado que contiene cierta cantidad de uno o más compuestos químicos.

fibrosis. Proliferación de tejido conectivo fibroso. El proceso de la fibrosis es normal en la formación de tejido cicatrizal que sustituye al tejido normal que se pierde por una lesión o infección. Puede resultar anormal cuando el tejido conectivo fibroso cubre los músculos lisos u otros tejidos normales o los sustituye.

flavonoide. Una sustancia química de las plantas con amplias propiedades biológicas, con inclusión de efectos antioxidantes y antiinflamatorios.

gluten. Proteína del trigo. Es una sustancia pegajosa y elástica que se forma cuando la gliadina y la glutenina, dos proteínas insolubles que también se encuentran en el trigo, se combinan al humedecer y amasar el trigo.

hemoglobina. Proteína compleja de los glóbulos rojos que contiene hierro y que les permite adherirse al oxígeno y transportarlo.

hiperplasia. Aumento de la cantidad de células de un órgano o tejido que hacen que crezca su tamaño.

hipertrofia. Incremento del tamaño de un órgano o tejido, no por la división celular, sino debido al aumento del tamaño de las células.

hipoxemia. Oxigenación insuficiente de la sangre.

hipoxia. Afección que se produce cuando llega poco oxígeno a los tejidos corporales.

histamina. Proteína que actúa como trasmisor químico en las respuestas inmunológicas localizadas, la regulación de la producción de ácido en el estómago y las reacciones alérgicas, como mediadora de la hipersensibilidad. Produce una respuesta inflamatoria y la contracción de los músculos lisos, que induce a la broncoconstricción.

holístico. En términos médicos, se refiere a un enfoque sobre la salud y la vida que considera el bienestar de una persona en su totalidad. Con ello se busca tratar los aspectos físico, mental y emocional de una persona, así como promover cambios en la alimentación y el estilo de vida para lograr una vida más saludable.

inhibidor. Sustancia que evita o limita cierta acción, como la actividad de una enzima.

inmunomodulador. Sustancia que afecta el funcionamiento del sistema inmunológico (el sistema de defensa del organismo frente a las enfermedades). Las sustancias inmunomoduladoras pueden ser inmunoestimulantes o inmunosupresoras.

leucocito. Término general que se refiere a los glóbulos blancos. Los leucocitos se subdividen en linfocitos, monocitos, neutrófilos, basófilos y eosinófilos.

leucotrieno. Molécula mensajera que forma parte de la familia de las moléculas conocidas como eicosanoides. Los leucotrienos desempeñan un papel importante en la respuesta inflamatoria.

linfocito. Tipo de glóbulo blanco (leucocito) que se desarrolla en la médula ósea y que tiene un papel integral en las defensas del organismo. Los linfocitos se dan como células B, que están presentes en las respuestas inmunológicas antígeno–anticuerpo (inmunidad humoral) y células T, que tienen que ver con la capacidad inmunológica que proporcionan las células.

lipoperoxidación. Deterioro oxidativo de los lípidos como consecuencia del estrés oxidativo. La lipoperoxidación es un proceso relacionado con los radicales libres que provoca daño celular.

lóbulo. Un término general que incluye los bronquiolos terminales con sus correspondientes bronquiolos respiratorios y sacos alveolares.

membrana mucosa. Membrana delgada de tejido que reviste o cubre las cavidades o canales del organismo que están expuestos al exterior. Las membranas mucosas revisten las vías respiratorias, el tracto digestivo y el tracto urogenital. Las membranas mucosas son una capa superficial de epitelio que cubre una capa más profunda de tejido conectivo.

metaplasia. Conversión de las células de tejidos normales en anormales debido a estrés crónico o lesiones. Véase *displasia*.

mucolítico. Sustancia que disuelve o destruye la mucosidad bronquial.

músculos lisos. Un tipo de músculos que no se pueden controlar a voluntad, que se encuentran principalmente en los órganos internos. Los músculos lisos rodean los bronquios y bronquiolos del tracto respiratorio.

nasofaringe. Parte de la faringe que se encuentra detrás de la nariz y por encima del paladar blando.

necrosis. Muerte de tejido que se produce en grupos de células como consecuencia de una lesión o enfermedad.

núcleo. "Centro de mando" de la célula. Orgánulo que contiene el material genético necesario para mantener las funciones celulares.

pH. Medida de la acidez o alcalinidad relativa de una solución. El pH se mide con una escala de 0 a 14, en la que 7 es un nivel neutral, menos de 7 es ácido y más de 7 es alcalino o básico.

polimorfonuclear. Que tiene núcleos polilobulados, como los neutrófilos. El neutrófilo es un leucocito polimorfonuclear.

proteasa. Una enzima que descompone las proteínas. Véase *elastasa*.

quimiotáctico. Tendencia de las células al acercamiento o alejamiento de un estímulo químico.

quimiotaxis. Respuesta de las células que supone el acercamiento o el alejamiento de un estímulo químico.

subepitelial. Se refiere a lo que está debajo del epitelio.

submucoso. Se refiere a la capa de tejido conectivo suelto debajo de una membrana mucosa.

sinérgico, sinergia. Proceso por el que dos o más sustancias actúan simultáneamente de modo que una potencia la función y el efecto de la otra.

tejido conectivo. Uno de los tipos principales de tejidos que se encuentran en el organismo humano. Existen varios tipos, entre ellos el tejido conectivo laxo, que mantiene a los órganos y el epitelio en su lugar. El tejido conectivo laxo contiene diversos tipos de fibras, como el colágeno y la elastina.

terapéutico. Que tiene propiedades sanadoras o es beneficioso para la sanación.

tónico. Sustancia que contribuye a restaurar el tono y función normal de los tejidos del cuerpo.

vasoconstricción. Estrechamiento de los vasos sanguíneos.

vasodilatación. Ensanchamiento de los vasos sanguíneos.

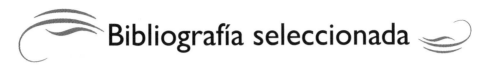

Bibliografía seleccionada

Alberts, Bruce, Alexander Johnson, Julian Lewis, Martin Raff, Keith Roberts y Peter Walter. *Molecular Biology of the Cell*. Cuarta edición. Nueva York: Garland Science, 2002.

Anderson, Kenneth N., Lois E. Anderson y Walter D. Glanze, editores. *Mosby's Medical, Nursing and Allied Health Dictionary*. Cuarta edición. St. Louis, Missouri: Mosby, 1994.

Balch, Phyllis A. y James F. Balch. *Prescription for Nutritional Healing*. Tercera edición. Nueva York: Avery, 2000.

Bellavite, Paolo y Andrea Signorini. *The Emerging Science of Homeopathy: Complexity, Biodynamics and Nanopharmacology*. Berkeley, California: North Atlantic Books, 2002.

Braunwald, Eugene, Anthony S. Fauci, Dennis L. Kasper, Stephen L. Hauser, Dan L. Longo y J. Larry Jameson. *Harrison's Principles of Internal Medicine*. 15ª edición. Nueva York: McGraw-Hill, 2001.

Champe, Pamela C., Richard A. Harvey y Denise R. Ferrier. *Lippincott's Illustrated Reviews: Biochemistry*. Tercera edición. Filadelfia: Lippincott, Williams & Wilkins, 2005.

Chandra, V., Jayasankar Jasti, Punit Kaur, Ch. Betzel, A. Srinivasan y T. P. Singh. "First Structural Evidence of a Specific Inhibition of Phospholipase A2 by α-tocopherol (vitamin E) and Its Implications in Inflammation: Crystal Structure of the Complex Formed Between Phospholipase A2 and α-tocopherol at 1.8 Å Resolution". *Journal of Molecular Biology* 320 (2002): 215–22.

Cooper, Geoffrey M. *The Cell: A Molecular Approach*. Sunderland, Massachussets: Sinauer Associates, 1997.

Cotran, Ramzi S., Vinay Kumar y Tucker Collins. *Robbins Pathologic Basis of Disease.* Sexta edición. Filadelfia: W. B. Saunders, 1999.

Grippi, Michael A. *Pulmonary Pathophysiology.* Filadelfia: Lippincott, Williams & Wilkins, 1995.

Gruenwald, Joerg, Thomas Brendler y Christof Jaenicke, editores. *PDR for Herbal Medicines.* Segunda edición. Montvale, New Jersey: Thomson Healthcare, 2000.

Guyton, Arthur C. y John E. Hall. *Textbook of Medical Physiology.* Décima edición. Filadelfia: W. B. Saunders, 2000.

Hendler, Sheldon S. y David Rorvik, editores. *PDR for Nutritional Supplements.* Montvale, New Jersey: Thomson Healthcare, 2001.

Lust, John. *The Herb Book.* Nueva York: Bantam Books, 1974.

Lust, John y Michael Tierra. *The Natural Remedy Bible.* Nueva York: Pocket Books, 1990.

Murray, Michael y Joseph Pizzorno. *Encyclopedia of Natural Medicine.* Segunda edición. Rocklin, California: Prima Health, 1998.

Netter, Frank H. *Atlas of Human Anatomy.* California. East Hanover, New Jersey: Novartis, 1997.

Pedersen, Mark. *Nutritional Herbology.* Warsaw, Indiana: Wendell W. Whitman Company, 2002.

Pentland, Alice P., Aubrey R. Morrison, Susan C. Jacobs, Luciann Lisi Hruza, Jason S. Hebert y Lester Packer. "Tocopherol Analogs Suppress Arachidonic Acid Metabolism via Phospholipase Inhibition". *Journal of Biological Chemistry* 267 (1992): 15578–84.

Price, Silvia Anderson y Lorraine McCarty Wilson. *Pathophysiology: Clinical Concepts of Disease Process.* Cuarta edición. St. Louis, Missouri: Mosby Year Book, 1992.

Smith, Ed. *Therapeutic Herb Manual.* Williams, Oregón: Ed Smith, 1999.

Stryer, Lubert. *Biochemistry.* Cuarta edición. Nueva York: W. H. Freeman & Company, 1995.

Taddei-Ferretti, C. y P. Marotta, editores. *High Dilution Effects on Cells and Integrated Systems.* Londres: World Scientific, 1998.

Tierra, Michael. *Planetary Herbology.* Twin Lakes, Wisconsin: Lotus Press, 1992.

Tortora, Gerard J. y Sandra Reynolds Grabowski. *Principles of Anatomy and Physiology.* Séptima edición. Nueva York: HarperCollins, 1993.

Traves, Suzanne L. y Louise E. Donnelly. "Chemokines and Their Receptors as Targets for the Treatment of COPD". *Current Respiratory Medicine Reviews* 1 (2005): 15–32.

Trivieri, Larry, Jr. y John W. Anderson, editores. *Alternative Medicine: The Definitive Guide*. Berkeley, California: Celestial Arts, 2002.

Uthe, J. y W. Magee. "Phospholipase A2: Action as Affected by Deoxycholate and Divalent Cations". *Canadian Journal of Biochemistry* 49 (1971): 776–84.

West, John B. *Pulmonary Pathophysiology: The Essentials*. Sexta edición. Filadelfia: Lippincott, Williams & Wilkins, 2003.

Zuidema, George D., ed. *The Johns Hopkins Atlas of Human Functional Anatomy*. Cuarta edición. Baltimore: Johns Hopkins University Press, 1997.

Índice alfabético

Los números en *cursivas* se refieren a ilustraciones
y cuadros en la página correspondiente.

OTROS LIBROS DE
INNER TRADITIONS EN ESPAÑOL

Puntos de activación: Manual de autoayuda
Movimiento sin dolor
por Donna Finando, L.Ac., L.M.T.

Las nuevas reglas de la postura
Cómo sentarse, pararse, y moverse en el mundo moderno
por Mary Bond

El corazón del Yoga
Desarrollando una práctica personal
por T. K. V. Desikachar

Los Chakras
Centros energéticos de la transformación
por Harish Johari